事例でわかる統計シリーズ

医療系のための統計入門

景山三平　［監修］

藤井良宜・佐藤健一・冨田哲治・和泉志津恵　［編修］

実教出版

はじめに

事例でわかる統計シリーズについて

　この世には，結果が決まりきっている確定的現象より，二通り以上の結果が想定される不確定的現象の方が，はるかに多い。この不確定的現象に関与するのがデータに基づく統計的な分析である。

　統計という言葉の"統"は，「まとめる」という意味を持っている。"計"は，「はかる」と読むことができる。情報をまとめ，判断を推しはかる，これが統計に対する広い意味でのとらえ方である。

　情報とは，データの形をした数値だけに限るものではなく，どう行動したら良いかの指針を与えてくれるものであり，統計的な考え方は，数学的思考などとは比較にならないほど，広範囲に適用し得る考え方である。データというものは，本来の情報以外に，諸々の誤差をともなうのが常である。この誤差の存在をまず認め，誤差の部分をうまく除去して適切に判断することが統計の神髄である。

　ビッグデータ時代とも言われる昨今，あちこちに散見される怪しげなデータに振り回されている人が実に多い。既存データを利用するときは，データの出所をよく調べて，誰が，誰のために，いつ，どんな目的で集めたデータであるか，不足データはないのかを確かめることが，統計にだまされないためにも大切である。

　統計は数学ではない，人間としての常識の学であることを念頭に学び進んでほしい。

　本統計シリーズは4つの分野（一般教養系，経済・経営系，医療系，理工系）での統計的展開に対応する予定である。

　記述に当たっては，統計に関する理論を精緻に記述したり，難解な数式を使ったりすることなく，イラスト，例解を多用し，実践事例を通して理解できるように，各章ごとにキーワード及び課題を明確にした。それは，いろいろな現象の分析において統計的に適切に判断できる素養を身につけることと，統計的手法の考え方を理解し，それらの手法が使えるようになることを目指したからである。

　本書を読み終えた頃には，知らず識らずのうちに統計的なものの見方・考え方が会得され，今後，様々な場面において，有効な統計的手法の適用が実践できるようになっていることを期待している。

2015年9月
景山三平

事例でわかる統計シリーズ ―医療系― の執筆に当たって

　今回，3人の先生方に協力をいただいて，医療系に関する統計の本を執筆する機会をいただきました。大学で統計の講義を担当する際に，対象学生によってどのような事例を取り上げるのか，という点にいつも悩まされます。本シリーズでは，各章の冒頭にその章の学習において身につけてほしい内容を課題として提示し，その章の終わりまでにはその課題の解決を図るという形式を取り入れています。そして，それぞれの章の課題は，医療系らしい題材を取り上げるよう心掛けていますので，これらの課題を解決できる力を身につけることを目標としてみてください。また，各章には必ずコラムを設けています。統計の歴史やトピックスなどを選んで書いておりますので，この部分は気軽に読んでみてください。

　この本は，大学での15回の授業を想定して15の章から構成されています。ただし，11章以降では，特に医療系の統計解析で必要とされる内容に焦点を当てた応用編となっており，少し発展的な内容となっています。授業の目的に応じて，1章から10章までに時間をかけて授業を行ってもらうのも良いでしょうし，それに加えて，11章以降の内容の中から，特に取り上げたい内容をピックアップして授業を行ってもらっても良いでしょう。そのあたりは柔軟に考えてもらって結構です。

　また，実際に解析する際には細かな計算が必要となります。ただ，計算の仕方に力を入れると，単なる計算技術を身につけるだけになってしまう恐れがあります。本書では，コンピュータでの計算の仕方については，それほど詳しく述べているわけではありません。授業の環境に応じて，コンピュータでの計算方法について補っていただけると良いでしょう。その際には，計算の仕方ではなく，統計的な見方や考え方を身につけることに重点を置いてください。この本の実際の計算は，フリーの統計解析ソフトウエアであるRを用いて計算しています。実際にRで計算するためのスクリプトについては，ホームページ上に公開しますので，この本を使って自分で学習しようという方は，そちらを参照してください。Rを使いこなすことができれば，かなり複雑な統計解析もできるようになります。

　私の準備が悪かったために，本書の構想から実際に原稿が仕上がるまでに2年以上の歳月がかかってしまいました。その間，編者である景山先生には，お忙しい中すべての原稿に目を通していただき，有用なコメントをたくさんいただきました。また，実教出版の高久充昭さんと横山晃一さんには，執筆が遅れ気味の状況の中で，常に励ましていただき，スケジュールの管理を行っていただきました。この場を借りて，お礼を述べさせていただきたいと思います。

　本書を通して，読者の方々が統計を面白いと感じてもらい，統計的な見方や考え方を身につけるのに少しでもお役にたてることを願っています。

2015年9月

藤井良宜

目次 CONTENTS

基礎編
Statistics

第1章
統計データをさがそう
1.1 統計的情報を探索する ……………… 9
1.2 観察研究データ ……………………… 12
1.3 実験研究データ ……………………… 13

第2章
データのばらつきを調べる
2.1 変数のタイプ ………………………… 19
2.2 質的変数のばらつき ………………… 20
2.3 量的変数のばらつき ………………… 22
2.4 2つの変数間の関係を調べる ……… 28
    2.4.1 質的変数と質的変数の場合 …………………………… 28
    2.4.2 質的変数と量的変数の関係 …………………………… 29
    2.4.3 量的変数と量的変数の関係 …………………………… 30

第3章
一部から全体を知る〜標本調査（2値データの場合）
3.1 母集団と標本 ………………………… 35
    3.1.1 全数調査と標本調査 ……… 35
    3.1.2 2値データ ………………… 36
    3.1.3 標本誤差 …………………… 37
3.2 確率モデルによる記述 ……………… 39
    3.2.1 ベルヌーイ分布 …………… 40
    3.2.2 二項分布 …………………… 41
    3.2.3 二項分布の特徴 …………… 44
    3.2.4 二項分布の正規近似 ……… 47

第4章
一部から全体の特徴を当てる〜割合の推定と検定
4.1 仮説検定 ……………………………… 51
    4.1.1 母比率の仮説検定〜仮説検定の基本的な考え方 ……… 51
    4.1.2 母比率の仮説検定〜正規近似によるp値の計算法 …… 55
4.2 推定 …………………………………… 57
    4.2.1 標準誤差 …………………… 58
    4.2.2 区間推定 …………………… 59

第5章
離散から連続へ〜連続値データの密度関数と正規分布
5.1 連続値データの確率分布 …………… 64
5.2 正規分布 ……………………………… 67
5.3 正規分布の確率計算 ………………… 68
    5.3.1 標準正規分布の確率計算 ……………………………… 69

5.3.2	正規分布の確率計算 ……… 71
5.3.3	正規分布の確率計算～Excelを用いた方法 ……… 72
5.3.4	標準正規分布で重要な確率 ……… 74

第6章
母集団の分布を調べる～標本平均の分布と平均の推定・検定

6.1	母集団と標本 ……… 78
6.2	標本平均の分布 ……… 80
6.3	平均の信頼区間の構成（母集団の分散が分かっている場合）……… 82
6.4	平均の信頼区間の構成（母集団の分散が分かっていない場合）……… 84
6.5	母集団の平均に対する検定 ……… 87

第7章
介入効果を調べる ～2標本のt検定

7.1	統計的なモデル化 ……… 92
7.2	2標本のt検定 ……… 94
7.3	検定の条件をチェックしよう ……… 98
7.4	ウエルチの検定 ……… 99

第8章
順位を用いて介入効果を評価する ～順位和検定

8.1	正規分布が仮定できない ……… 106
8.2	ウイルコクスンの順位和検定 ……… 108
8.3	同順位（タイ）のある場合 ……… 111

第9章
割合の違いを検討する ～分割表の解析

9.1	割合の違いを調べる ……… 116
9.2	フィッシャーの直接確率法 ……… 119
9.3	患者対照研究 ……… 120
9.4	その他の分割表 ……… 122

第10章
必要な標本サイズを決定しよう

10.1	比較可能性を考える ……… 127
10.2	検定の検出力 ……… 128
10.3	連続データの2群比較の場合 ……… 130
10.4	割合に関する2群比較の場合 ……… 133

応用編
Statistics

第11章
2つの変数はどんな関係？ ～相関と回帰

| 11.1 | 2変量の関係を要約する ……… 139 |

11.1.1 2群の平均の差と箱ひげ図 ………… 140
11.1.2 散布図と箱ひげ図 …… 141
11.1.3 共分散と相関係数 …… 142
11.2 相関係数の解釈 ……………… 145
11.2.1 標準化と回帰直線 …… 145
11.2.2 回帰直線と理論値 …… 146
11.2.3 2群に対する回帰直線 …… 147
11.2.4 2×2分割表に対する相関係数 ………… 148

第12章
薬の量と効き目の関係は？ 〜ロジスティック曲線と判別

12.1 用量反応関係の記述 ……… 151
12.1.1 用量反応関係 ……… 151
12.1.2 ロジスティック曲線 …… 153
12.1.3 半数有効用量 …… 154
12.2 判別と閾値 ……………… 158
12.2.1 ロジスティック判別 …… 158
12.2.2 ROC曲線 …… 159
12.3 2×2分割表におけるロジスティック曲線 ………… 161

第13章
打ち切りデータに慣れよう 〜生存時間解析

13.1 生存時間データの記述 …… 167
13.2 生存曲線 …………… 169
13.3 生存確率の差の検定 …… 173
13.4 コックスの比例ハザードモデル ………… 175

第14章
同じ土俵で比べよう 〜層別化と偏相関係数

14.1 年齢調整済死亡率 ……… 179
14.2 層別化による交絡因子の調整 ………… 181
14.3 偏相関係数による交絡因子の調整 ………… 184

第15章
折れ線を当てはめよう 〜重回帰モデルのアイデア

15.1 折れ線回帰 ……………… 191
15.2 変量選択 ……………… 192
15.3 交互作用項 …………… 200

問題の解答 ……………… 206
付録 …………………… 209

基礎編

Statistics

多くの数値の情報の中から重要な情報を見つけ出すために，統計では様々な概念や考え方が用いられる。基礎編では，その基本的な内容を厳選して紹介をしている。これらを身につけ，統計的なコミュニケーションに参加しましょう。

第 1 章 …… 統計データをさがそう
第 2 章 …… データのばらつきを調べる
第 3 章 …… 一部から全体を知る
　　　　　　　〜標本調査（2値データの場合）
第 4 章 …… 一部から全体の特徴を当てる
　　　　　　　〜割合の推定と検定
第 5 章 …… 離散から連続へ
　　　　　　　〜連続値データの密度関数と正規分布
第 6 章 …… 母集団の分布を調べる
　　　　　　　〜標本平均の分布と平均の推定・検定
第 7 章 …… 介入効果を調べる
　　　　　　　〜2標本の t 検定
第 8 章 …… 順位を用いて介入効果を評価する
　　　　　　　〜順位和検定
第 9 章 …… 割合の違いを検討する
　　　　　　　〜分割表の解析
第 10 章 …… 必要な標本サイズを決定しよう

第 1 章 Chapter 1

統計データをさがそう

Key WORD	統計調査，政府統計，基幹統計，統計データ，実験データ，観察データ
この章の目的	本章では，目的に応じて，図書館やインターネットを使って，様々な統計的データをさがす方法について学習する。インターネットの普及に伴い，統計的なデータを比較的簡単に加工しやすい形で得ることができるようになっている。これらのデータを活用するために，データの特徴や限界を把握する方法について学習しよう。
この章の課題	近年，日本では少子化が進んでいると言われている。日本の少子化の現状を，統計資料を用いて説明してみよう。

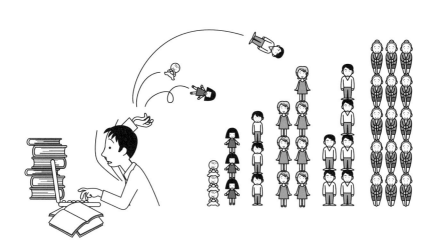

1.1 統計的情報を探索する

インターネットの普及に伴い，統計的な情報が比較的簡単に，しかも加工しやすい形で入手することができるようになってきている．例えば，国，あるいは地方公共団体は，国民が合理的な意思決定を行うための基盤となる重要な情報を収集する，という目的で様々な**統計調査**を実施している．それらは**政府統計**とよばれている．特に，その中でも重要なものについては，統計法の中で**基幹統計**として位置づけられ，定期的に調査を実施することが義務づけられている．平成27年3月時点では，55の統計調査が基幹統計として示されている．

基幹統計の例

国勢調査　　　　　　　人口動態統計
医療施設統計　　　　　患者統計
国民生活基礎統計　　　社会生活基本統計
　　　　　　　　　　　など

もちろん，基幹統計以外にも，政府は必要に応じて様々な統計調査を実施しており，基幹統計とそれらの統計調査を合わせて政府統計とよんでいる．政府統計については，都道府県の図書館等に，冊子体で所蔵されているほか，現在ではインターネット上に「*e-Stat*」というポータルサイトがつくられ，そこに集約されている．このサイトを利用すると，統計データを表形式のファイルで無料でダウンロードできるようになっている．現在の統計法では，統計調査を実施するだけでなく，統計調査の結果を国民が活用できるようにすることが求められており，政府統計に関しては今後より利用しやすい形になることが期待されている．例えば，総務省統計局は，小・中・高等学校の児童・生徒向けに，『なるほど統計学園』や『なるほど統計学園高等部』といった統計学習サイトを作成しており，その中で，よく用いられる統計データを抜粋し，分野別に提供している．また，総務省統計局は，毎年様々な政府統計をまとめた冊子「日本の統計」を出版しているので，これらの冊子を見ることでどのような統計調査が行われているのかを把握することもできる．

基幹統計の中でも，最も基本的で大規模な統計調査は，国勢調査である．国勢調査は，日本に在住する全ての人を対象に，5年ごとに実施されており，西暦で言

うと1の位が0または5の年の10月に行われることになっている。国勢調査はすべての人を対象とするため，その集計等に非常に時間がかかる。そのため，国勢調査と国勢調査の間は，出生届，死亡届などの5つの届け出書に基づいて行われる人口動態調査を使って人口が算出されている。

例題　国勢調査に基づいて，平成2年以降の日本の総人口と出生数を調べよ。
（解説）
　国勢調査のデータについては，総務省統計局の「e-Stat」というサイトから調べることができる。また，人口データは基本的な統計資料であるから，統計局が作成している「日本の統計」の中にもコンパクトにまとめられているので，参照することもできる。ここでは，「日本の統計2013」からのデータを表1.1に表す。

年次	総人口	出生数
平成2年	123,611	1,222
平成7年	125,570	1,187
平成12年	126,926	1,191
平成17年	127,768	1,063
平成22年	128,057	1,071

（単位：1,000人）

出典：総務省「日本の統計2013」

表1.1　総人口と出生数の推移

1.1 練習問題

　国勢調査に基づいて，平成2年以降の男女別の総人口と，男女別の65歳以上の人口の割合を求めよ。

　基幹統計の中には，国勢調査のようにすべての人を対象に調査を実施する**全数調査**（あるいは**悉皆調査**）と，抽出した一部の人のみ調査を実施する**標本調査**がある。国勢調査のように調査対象者が多い場合には，全数調査は非常に時間とコストがかかる。また，多くの調査員を必要とするため，同じ条件で調査を行うためには，調査員の教育など様々な配慮が必要である。一方，標本調査では抽出する集団によって結果が若干異なるが，標本の抽出を無作為に行うことで，その結果

のばらつきをある程度コントロールすることができる．標本調査に関しては，第3章や第6章で詳しく述べることにする．

これらの調査の結果に基づいて，その特徴を表すような指標が提案されている．例えば，年齢別人口に基づいて，年少人口(15歳未満人口)，生産年齢人口(15歳から64歳人口)，老齢人口(65歳以上人口)の3つに区分して考える年齢3区分人口が用いられたり，年少人口と老齢人口を合わせた従属人口を用いたりすることもある．また，それぞれの年齢の人があと何年生存できるかを示す，平均余命を計算した生命表なども導出されている．この生命表の中の年齢0歳の人(生まれたばかりの人)の平均余命を，一般的に平均寿命とよんでいる．この生命表は5年に一度実施される国勢調査に基づいて算出されている．この他にも目的に応じて様々な指標が使われている．詳しくは，医療関係の指標や衛生関係の資料をまとめた『国民衛生の動向』が毎年出版されているので，参照してほしい．

その中の，出生率について少し詳しく説明する．複数の集団で出生数を比較する際には，その集団の人口を考慮する必要がある．この人口の影響を調整するために用いられる指標が出生率である．最もシンプルな出生率は，人口1000人当たりの出生数として表すもので

$$出生率 = \frac{出生数}{総人口} \times 1000$$

で計算される．これは普通出生率とよばれることもある．ところが，それぞれの地域で年齢分布が異なる場合には，単純に総人口で調整するのではなく，年齢別人口を考慮した出生率が用いられる場合もある．まず，母親の年齢別の出生率を計算し，15〜49歳までの年齢別出生率を合計したものを合計特殊出生率とよんでいる．これは，1人の女性が一生のうちで何人の子供を産むのかを表した数とも言われている．例えば，都道府県別の出生率を比較する場合には，合計特殊出生率が用いられることが多い．このように，比較の目的や集団の違いに応じて，適切な指標が用いられる．

政府が行う統計調査以外にも，内閣支持率調査のように新聞社やテレビ局が実施する統計調査や，様々な団体や統計調査会社が実施している統計調査についても，インターネット上で入手できることが多い．このような調査の場合，基幹統計とは異なり，必ずしも無作為に標本が抽出されない場合がある．少し極端な例をあげると，テレビ番組等で，視聴者を対象にインターネットやスマートフォンを利用した調査が行われることがある．このような調査の場合には，回答したい人が回答する，という形をとっているため，回答した集団がどのような人の集ま

りなのかをしっかりと考える必要がある。例えば，テレビ番組の視聴者を対象にして，番組をもっと楽しんでもらうことを目的とした調査であれば結果をそのまま解釈してもよい。しかし，視聴率を上げることが目的とすると，今見ていない人の意見の方が重要である。残念ながらこの調査ではそれを把握できないので，あまり役には立たないだろう。また，アンケート調査や質問紙調査では，質問の仕方によっても回答が異なる場合もあるので，どのような質問項目であったのか，という点もチェックをすることが望ましい。

1.2 観察研究データ

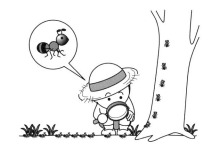

これまで，政府統計データを中心に紹介してきた。それらのデータは，ある時点における様々な状況を，質問紙等を用いて調査した結果がほとんどである。しかし，疾病の原因等を探る際には，原因が生じた時期と結果が生じた時期が時間的に異なる場合も多い。そのため，ある集団を，一定期間追跡調査をして，その結果の発生状況を調べるような調査が行われる場合がある。このような調査を**コホート調査**と言う。生活習慣病のように，疾病の発生までに長時間必要である場合や，疾病の発生がそれほど多くない疾病を対象とする場合には，大きな集団を長期間追跡する必要があり，大規模な研究を実施する必要がある。有名なコホート調査としては，米国北部のマサチューセッツ州フラミンガム町の住民を対象に，1961年から始まったフラミンガム研究が有名である。また，日本でも，原爆被爆者を対象としたコホート調査や福岡県の久山町の住民を対象としたコホート調査が有名である。近年，子どもを対象にしたコホート調査も行われており，2001年から始まった「環境と子どもの健康に関する北海道研究（北海道スタディ）」や2011年に環境省を中心にスタートした「子どもの健康と環境に関する全国調査（エコチル調査）」などがある。

もう1つの医学研究での調査方法として，**患者対照研究**がある。患者対照研究は，ある疾患の患者のグループと患者でない人のグループ（対照とよばれる）について，過去の様々な要因を調査することで疾病の原因を探る研究方法である。この研究方法は，すでに結果の出ている人を対象に調査を実施することができるため，コホート研究に比べて比較的簡単に実施することができる。しかし，患者で

ない人をどのように選択するのか，様々な要因が考えられる場合に，他の要因の影響をどのようにとらえるのか，などが問題となる場合も多く，実施やその解釈において，様々な点を考慮する必要がある．患者対照研究の解析については，第9章でも取り扱うので，そちらも参照してほしい．

コホート研究や患者対照研究は，実際の状況を観察するだけで，後で述べる実験研究で行われるような介入を行わないという点で，**観察研究**とよばれる．対象者に対して特別な介入を行わないため，観察研究は倫理的な点についてはあまり問題にならないという特徴がある．しかし，個人情報の管理については十分な配慮が求められる．

1.3 実験研究データ

観察研究とは対照的に，研究者の方で治療の方法や投薬の方法を割り当てるなどの介入を行う研究法を**実験研究**と言う．実験室内で実施できるような生物学実験や，動物を対象とした実験や人を対象とした臨床試験などが含まれる．動物を対象とした実験では，ある程度動物を飼育しておく必要があることや，動物愛護の観点からむやみに実験対象を多く用いることはできない．そのため，しっかりと実験前の準備を行う必要がある．ヒトを対象とする臨床試験の場合には，それに加えて倫理上の問題も生じるため，対象者に，臨床試験の目的，方法，治療の効果と副作用，試験に参加しなくても不利益にならないことなどについて事前に説明をし，自由な意思によって，参加もしくは不参加の意志を示すことができるよう配慮することも必要である．また，異なる介入方法を実施する場合には，それぞれの介入法をどう対象者に割り振るのか，という点も重要である．特に，2つの介入方法の異なる群において，患者の特徴が平均的に同じになるように配慮する必要もあり，そのために無作為割り付けを実施する場合もある．無作為割り付けとは，各介入方法に割り付けられる確率が，すべての被験者で同じになるように割り付けを行うことである．例えば，表と裏が出る確率が等しいコインを投げて，表が出たら薬を投与する群に，裏が出たら薬を投与しない群に割り付けるというような方法が用いられる．さらに，割り付けられた薬以外の要素(例えば，がんのステージなど)が，薬の有効性

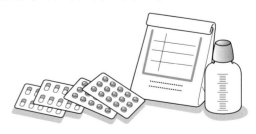

に関係するとき，その要素を2つの群の間で揃える局所管理を行うこともある。第7章の課題においても，糖尿病のリスクの高い人たちを，介入群と対照群にランダムに割り付けて，2つの群間で腹囲の変化を比較する課題を考えている。このように，2つの群の結果を比較する場合の解析方法については，第7章を参照してほしい。

> ### コラム　位置情報を使ったデータ
>
> 　図1.1のように，ある統計情報に基づいて日本の地図を色分けしたり，地図上に，円グラフや棒グラフを表示したりすることによって，地理的な情報を使った統計データのグラフ表現はこれまでも，多く用いられてきている。しかし，近年，地理情報システム (Geographic Information System, GIS) の技術が発展したことにより，位置情報が統計調査データに付加される場合も多くなってきており，これらの情報を用いたデータの視覚化も進んできている。例えば，政府統計の総合窓口である「e-Stat」では，「地図で見る統計（統計GIS）」を公開しており，このシステムを利用して，気軽に様々な統計地図を作成できるようになっている。このシステムでは，都道府県別のデータはもちろんであるが，もっと詳しいメッシュデータとよばれる500メートル四方ごとの統計データのグラフ化も可能となっており，このような位置情報を利用した統計情報の視覚化は今後ますます発展していくことが予想される。

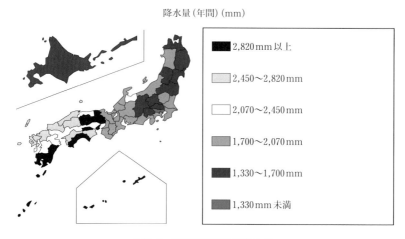

図1.1　都道府県別年間降水量

課題の解決

少子化の意味についても様々なとらえ方があるであろう。ここでは，次の2つについて考えていく。

1) 15歳以下人口の減少
2) 出生数の減少

15歳以下人口については，5年ごとに実施されている国勢調査のデータを使ってその推移を見ることができる。

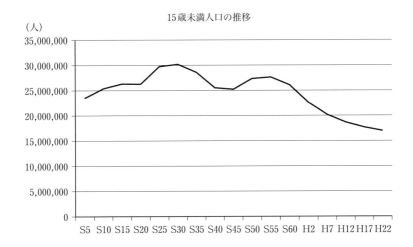

このグラフを見ると，昭和20年代と昭和50年代の2つのピークが見られる。このピークは，ちょうど第1次および第2次ベビーブーム世代が子供だった時期を表している。しかし，その後15歳未満人口は減少を続けている。これを15歳未満人口の割合の推移で見ると，2つのピークはなくなり，昭和20年代以降ずっと減少を続けており，35％以上だった割合が，平成22年度には15％を下回っていることが分かる。

15歳未満人口の割合の推移

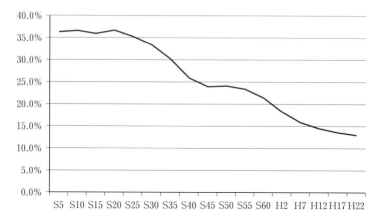

次に，出生数での比較を考える。出生率については，厚生労働省が合計特殊出生率を計算しているので，それをグラフ化すると次のようになる。

合計特殊出生率の推移

合計特殊出生率についても，ずっと減少を続けていたが，平成22年にはまた少し増加をしている。

この他にも，母親の年齢別の出生率などもインターネットから得ることができる。また，出生数や出生率が減少している点については，先にあげた北海道スタディなど様々な調査が行われているので，そちらも参照してほしい。

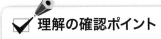

理解の確認ポイント | Point

- ☐ 政府統計の活用
- ☐ 調査データの特徴
- ☐ 観察データの収集方法
- ☐ 実験データの特徴と無作為割り付け

1.2 演習問題

日本の高齢化の状況を，統計資料を用いて説明せよ．

【参考文献】
- 日本統計学会編「日本統計学会公式認定　統計検定2級対応　統計学基礎」，2012．
- Freedman, Pisani, Purves, Adhikari. Statistic, second edition, 1991.
- 福富和夫，橋本修二「保健統計・疫学，改訂5版」南山堂，2014．
- 総務省統計局「日本の統計2013」http://www.stat.go.jp/data/nihon/back13/index.htm.
- 厚生労働統計協会（編集）「国民衛生の動向2014/2015」，厚生労働統計協会，2014．

第2章 データのばらつきを調べる

Chapter 2

Key WORD
変数のタイプ，質的変数，量的変数，ドットプロット，度数分布表，ヒストグラム，平均値，中央値，最頻値，分散，標準偏差，四分位数，四分位範囲，範囲，5数要約，外れ値

この章の目的
本章では，具体的なデータが得られた際に，そのデータの特徴をつかむために行う基礎的な解析方法について説明する。これらの方法は，観測された変数のタイプによって異なってくるため，変数のタイプについて考える必要がある。ただ，形式的に変数を分類し，それに合わせた解析方法を用いるのではなく，それぞれの変数の意味を考えながら，最も良い解析方法を考えていくことも大切であり，それぞれの解析方法の特徴を明確にとらえてほしい。

この章の課題
表2.1は，ある企業の健康診断時に測定した身長や体重のデータと，同時に実施したアンケート調査の結果の一部をまとめたものである。この表をもとに，喫煙状況が体重におよぼす影響について調べたい。

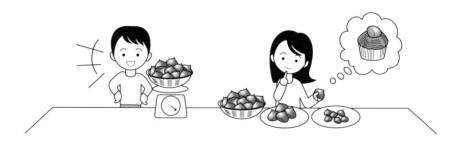

個人ID	性別	年齢(歳)	身長(cm)	体重(kg)	1日3食	喫煙
1	1	47	168	55.1	1	1
2	1	46	157	47.3	1	1
3	1	50	158	51.7	1	2
4	1	42	163	87.9	1	2
5	1	55	171	74.2	1	2
6	1	50	162	51.4	1	3
7	1	48	172	80.6	1	4
8	1	46	166	56.7	1	4
9	1	48	167	61.7	1	4
10	1	52	161	49.1	1	4
11	2	49	150	45.2	1	1
12	2	53	160	57.4	0	1
13	2	51	151	53.6	1	2
14	2	49	148	53.3	0	2
15	2	51	155	50.6	1	2
16	2	51	155	43.1	1	2
17	2	43	160	49.3	1	3
18	2	49	159	47.2	1	3
19	2	45	156	50.5	0	4
20	2	48	156	59.5	1	4
21	2	43	151	44.3	1	4
22	2	54	158	65.0	1	4
23	2	48	145	54.1	1	4
24	2	46	154	49.5	1	4
25	2	47	160	58.0	1	4
26	2	49	156	77.5	0	4
27	2	46	156	58.9	1	4
28	2	49	149	42.6	0	4
29	2	54	148	45.6	0	4
30	2	53	153	59.1	1	4

表2.1 企業検診時のデータ

2.1 変数のタイプ

　統計解析を実施する場合には，まず表2.1のようにデータを表形式にまとめ，Microsoft Excelのような表計算ソフトに入力することが多い．一番左の縦の列は，個人を識別するための番号が入力され，この個人IDに対応する人のデータが

横一列に入力される。一番上の行には，性別や身長のような，それぞれの値の意味を表す言葉が書かれている。これを**変数名**と言い，それに対応する値を**変数**とよんでいる。統計の本の中には，変数のかわりに変量とよんでいるものもある。表2.1では，個人IDの他に，性別，年齢，身長，体重，1日3食，喫煙という6個の変数名が示されている。

この6つの変数の中には，いくつかのタイプの変数が含まれている。性別，1日3食，喫煙については，表では数値で表されているが，実際には回答をグループに分けているだけである。このそれぞれのグループを**カテゴリー**と言う。そして，それぞれのカテゴリーをコード化して数値で表している。そのため，これらの数値そのものに意味があるわけではない。このような変数を**質的変数**と言う。

```
性別      1：男性      2：女性
1日3食    1：はい      0：いいえ
喫煙      1：1日21本以上   2：1日1～20本    3：やめた
         4：吸わない
```

一方，年齢，身長，体重は，数値がその量を表しているため，これらの変数を**量的変数**と言う。さらに，年齢のように整数値しかとらない**離散変数**と，身長や体重のように実数値をとる**連続変数**に分けることもある。離散変数と連続変数でも分析の仕方が異なるが，離散変数でも取り得る値が多い場合には，連続変数と同様に取り扱うこともある。

2.2　質的変数のばらつき

質的変数のばらつきを調べる際には，まずそれぞれのカテゴリーを選択した人数を調べる。この人数を度数と言う。例えば，表2.1の喫煙のばらつきを調べると，次のような表となる。

カテゴリー	21本以上	1～20本	やめた	吸わない
度数（人）	4	7	3	16

このばらつきを表現する1つの方法は，**棒グラフ**を用いることである。棒グラフを用いることでそれぞれの度数の大きさを簡潔に表現することができる。その際には，カテゴリーの順序を考慮する必要がある。例えば，上の喫煙の例では，

1日に吸う本数の間には順序があるため，「21本以上」「1〜20本」「吸わない」というカテゴリーについては，この順番に並べる必要がある．一方，「やめた」というカテゴリーの位置については，解析の目的によって異なる可能性がある．例えば，現在吸っている本数に着目すると，「やめた」というカテゴリーを図2.1のように一番右に表示することも考えられる．

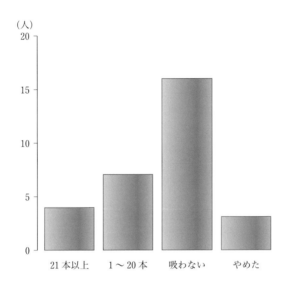

図2.1 喫煙状況の分布

　最近1か月に行ったスポーツの種類を調べるような場合には，「ジョギング」，「テニス」，「野球」などの回答が得られる．このように，回答のカテゴリーの間に順序が全くない変数もある．このような変数は**名義変数**とよばれる．この場合には，度数の多いカテゴリーから順に表示する方法が取られることもある．このあたりは，いかに変数のばらつきをうまく表示できるか，腕の見せ所である．

　質的変数の場合，度数ではなく，全体の割合に興味がある場合もある．その際には，全体を100％とするように，度数の割合を表に挿入したり，グラフで表現する場合には，円グラフや帯グラフを用いたりする．帯グラフよりも円グラフを多く見かけるが，2.4節でも説明するように，複数の割合を比較する際には，帯グラフの方が分かりやすい場合が多い．

2.3 量的変数のばらつき

表2.1のデータで，男性10人の体重の分布を調べてみよう。
　　55.1, 47.3, 51.7, 87.9, 74.2, 51.4, 80.6, 56.7, 61.7, 49.1　（単位kg）
横軸に体重をとり，この10人のデータの体重の値のところに丸を描くことによって，簡単にグラフ化することができる。

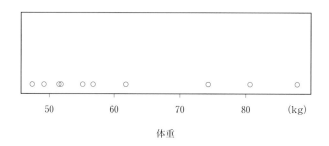

図2.2　男性の体重のドットプロット

このようなグラフを**ドットプロット**と言う。このグラフでは，51.7kgの人と51.4kgの人の円が少し重なっているため，少し見にくく，点の個数が9個に見えるかもしれない。重なりが多い場合には，後で述べるヒストグラムを用いる方が良い。また，同じ数値がある場合には，その個数分だけ縦に丸を並べることで，その値をとるデータの多さを示すこともできる。この方法で男性の年齢の分布をドットプロットで表すと，次のようになる。

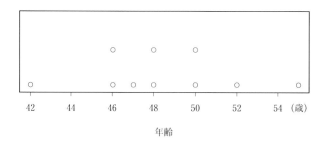

図2.3　男性の年齢のドットプロット

このように，ドットプロットは離散変数の場合には分かりやすいグラフ表現となる。しかし，連続変数で，ある程度調査した人数が大きくなると，重なりも多くなり，ドットプロットは見にくくなる。その場合には，xの値をいくつかの区

間に分けて,それぞれの区間にあるデータの個数(**度数**と言う)を求めて表に表したり,グラフに表したりする。このような区間のことを**階級**と言う。例えば,表2.1の女性の身長の分布を表す場合には,表2.2のようになる。**度数分布表**をグラフで表す場合には,**ヒストグラム**が用いられる。ヒストグラムは棒グラフとよく似た形をしているが,階級と階級の境目には隙間はないため,棒と棒はくっついた形で表示する点が異なる。

階級(cm) 以上　未満	度数(人)
142.5〜145.0	0
145.0〜147.5	1
147.5〜150.0	3
150.0〜152.5	3
152.5〜155.0	2
155.0〜157.5	6
157.5〜160.0	2
160.0〜162.5	3

表2.2　度数分布表

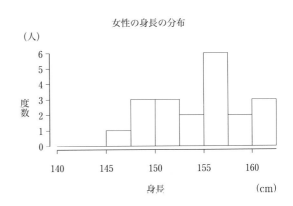

図2.4　女性の身長のヒストグラム

ヒストグラムを描くことによって,変数の分布の特徴をつかむことができる。比較的よく見かける分布は,データがある点を中心に分布し,その点から離れるに従って,だんだんと度数が少なくなっている。そのため,集中している点が1つであるかあるいは複数あるか,中心点から離れるに従って度数が少なくなっているのかを見ることが必要である。特に,中心点が複数ある場合には,何らかの形で異なるタイプのデータが入り混じっている場合もあり,その理由を考えることによって,データの特徴を見出すことができる場合もある。

ただし,度数分布表やヒストグラムによる表現は,階級の取り方によって印象が異なることがある。そのため,様々な階級の取り方を試しながら,全体の分布をうまく表現できるような階級の取り方を選ぶことが大切である。

次に,変数の分布を特徴づける量について考えよう。まず,データの中心を表す量として最も一般的なものは**平均値**である。平均値は変数の値を合計してその個数で割ったものとして定義される。変数の値を $x_1, x_2, \cdots, x_n$ と表現すると,平均値 $\bar{x}$ は次のようになる。

$$\bar{x} = \frac{x_1 + x_2 + \cdots + x_n}{n}$$

平均値は，値の凸凹をならした値であり，分布が左右対称である場合には中心を表す量である。ただし，極端に大きな値あるいは小さな値を含んでいる場合には，平均値はその値の方に引っ張られる傾向があるため，その点は注意しておく必要がある。

平均値の他に分布の中心を表す量として，**中央値**と**最頻値**がある。中央値は変数の値を小さい方から順に（または大きい方から順に）並べ替えたとき，ちょうど真ん中に位置する値を指す。変数の値が奇数個の場合には，ちょうど真ん中の値が決まるが，偶数個の場合には，真ん中に2つの値が来るので，この2つの値の平均をとったものを中央値とする。中央値はその定義から，その値よりも大きな値をとるものと，その値よりも小さな値をとるものの個数が同じである点が特徴として考えられる。ただし，中央値と同じ値をとるものが複数ある場合には，中央値以上の値をとるものの個数と中央値以下の値をとるものの個数が，どちらも全体の半分以上であることは分かるが，この2つの個数が同じになるとは限らないので注意が必要である。一方，最頻値は最も多く表れる値を示しており，変数がとる値がある程度限定されている場合には，文字通りの解釈で良い。しかし，連続変数の場合には，表2.1 (p.19) の男性の体重の分布のドットプロットを見ると分かるように，同じ値をとることが少ない。そのため，最頻値を求めることができない場合や，同じ値をとるものがあってもそれほど多くの値が集中しているとは限らない。そこで，連続変数の場合には，度数分布表にまとめて最も度数が多い階級の真ん中の値を用いることが多い。

例題 2.1

表2.1 (p.19) のデータで，男性の体重の分布の平均値と中央値を求めよ。
（解説）
男性10人の体重の合計は，615.7となり，これを10で割ると，平均値は61.57 (kg) となる。一方，中央値を求めるために，まず10人の体重を小さい順に並べ替えると

47.3 49.1 51.4 51.7 55.1 56.7 61.7 74.2 80.6 87.9

となる。男性は10人で偶数であるから，真ん中にある55.1と56.7の平均値55.9 (kg) が中央値となる。

2.1 練習問題

表2.1のデータで，男性の年齢の分布の平均値と中央値を求めよ。

平均値や中央値を用いて，分布の中心を数値で表すことによって，分布の中心の変化を表現することができる。例えば，平成元年から平成26年までの小学6年生の平均身長の推移を学校保健調査に基づいて調べると，次の**折れ線グラフ**のようになる。

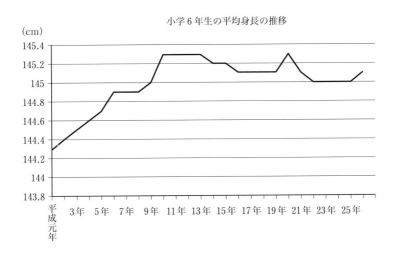

図2.5 小学6年生の平均身長の推移

このように分布の中心を表す値は分布を代表する値と考えられ，代表値とよばれることもある。

もう1つの分布の特徴としてばらつきの大きさがある。ばらつきの大きさをはかる量として最もよく用いられるのは，**分散**と**標準偏差**である。まず，それぞれの変数の値から平均値をひいたものを考える。これを**偏差**と言う。この偏差を2乗したものの平均値が分散である。変数の値を $x_1, x_2, \cdots, x_n$ と表現し，平均値を $\overline{x}$ とすると，分散は次のようになる。

$$\frac{(x_1-\overline{x})^2+(x_2-\overline{x})^2+\cdots+(x_n-\overline{x})^2}{n}$$

分散は，偏差を2乗しているので，変数の値と同じ単位で表現することができ

ない。そのため，分散の正の平方根である標準偏差が用いられることが多い。分散や標準偏差は，基本的には平均値と関連のある指標であるから，平均値と同様に，極端に大きな値あるいは小さな値が含まれていると，その値の影響を受けやすいという性質がある。また，分散や標準偏差は，その値だけを見ても解釈は難しい。基本的には複数の変数の分布を比較する際に用いられるのである。ただ，変数の分布がひと山で左右対称という典型的な分布の場合には，標準偏差を用いることである程度分布をとらえることができる。その点については，第5章の正規分布に関するところで説明するので，そちらを参照してほしい。

　分散と標準偏差以外にばらつきを表す指標として，**範囲**と**四分位範囲**がある。範囲は，その変数の最大値と最小値の差をとったものである。日常生活で用いられる範囲という言葉は，0〜20のように区間で表現されることが多いが，統計で用いられる範囲は数値を表すことに注意しよう。ただし，最大値や最小値は1つでも大きな値や小さな値があると，その値だけで決まってしまう。一方，四分位範囲は，変数の分布を4等分する点である四分位数に基づいて定義される。四分位数にはいろいろな計算法が提案されているが，ここでは4等分という考え方に基づいたシンプルな定義を紹介しよう。

　まず，観測された変数の値を小さい順に並べ替える。それを

$$x_{(1)}, \ x_{(2)}, \ \cdots, \ x_{(n)}$$

と表す。このとき，同じ値がある場合には，その個数分だけ書き並べることにする。次に，これらの値を2つのグループに分ける。観測された値が偶数個の場合には

$$x_{(1)}, \ x_{(2)}, \ \cdots, \ x_{\left(\frac{n}{2}\right)} \quad と \quad x_{\left(\frac{n}{2}+1\right)}, \ x_{\left(\frac{n}{2}+2\right)}, \ \cdots, \ x_{(n)}$$

と，小さい値のグループと大きい値のグループが同じ数になるように分けることができる。観測された値が奇数個の場合には，ちょうど真ん中の値を除いて，

$$x_{(1)}, \ x_{(2)}, \ \cdots, \ x_{\left(\frac{n-1}{2}\right)} \quad と \quad x_{\left(\frac{n+1}{2}+1\right)}, \ x_{\left(\frac{n+1}{2}+2\right)}, \ \cdots, \ x_{(n)}$$

の2つのグループに分ける。ちょうど真ん中の値を除いているので，この場合も2つのグループの個数は等しくなる。

　そして，それぞれのグループをさらに2つに分けるため，それぞれの中央値を求める。小さいグループの中央値を**第1四分位数**と言い，大きいグループの中央値を**第3四分位数**と言う。これに中央値である**第2四分位数**を加えて，これらの3つを**四分位数**と言う。四分位数を小さい方から，Q_1, Q_2, Q_3と表したとき，$Q_3 - Q_1$を**四分位範囲**と言う。四分位範囲は，最小値や最大値のように一部の値

の影響を強く受けることはないので，ある程度安定した値をとる。また，第1四分位数から第3四分位数の間に，観測された値のほぼ半分が含まれるため，その値の解釈がある程度できるという特徴がある。

 2.2

表2.1 (p.19) のデータで，男性の体重の分布の標準偏差と四分位範囲を求めよ。

(解説)

男性10人の体重の平均値は61.57 (kg) であるから，10人の値の偏差を求めると

$-6.47 \quad -14.27 \quad -9.87 \quad 26.33 \quad 12.63 \quad -10.17 \quad 19.03 \quad -4.87$
$0.13 \quad -12.47$

となる。この偏差の2乗の平均を求めると，

$$\frac{(-6.47)^2+(-14.27)^2+\cdots+(-12.47)^2}{10} = 184.05$$

となり，これが分散になる。標準偏差は，$\sqrt{184.05}=13.57$ となる。一方，10人の体重を小さい順に並べ替えると

$47.3 \quad 49.1 \quad 51.4 \quad 51.7 \quad 55.1 \quad 56.7 \quad 61.7 \quad 74.2 \quad 80.6 \quad 87.9$

となるので，第1四分位数は，最初の5つの中央値であるから，$Q_1=51.4$ となる。同様に，第3四分位数は，$Q_3=74.2$ となるので，四分位範囲は $Q_3-Q_1=22.8$ となる。

 2.2 練習問題

表2.1のデータで，男性の年齢の標準偏差と四分位範囲を求めよ。

3つの四分位数に最小値と最大値を加えた5つの数を使って分布を表すことを**5数要約**と言う。この5数要約を使ったグラフ表現が**箱ひげ図**である。例えば，表2.1のデータにおいて男性の体重の箱ひげ図を描くと，図2.6のようになる。

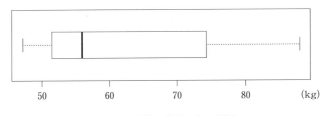

図2.6 男性の体重の箱ひげ図

箱ひげ図は，中央の箱の両端が第1四分位数と第3四分位数を表しており，箱の中の縦線が中央値（第2四分位数）を表している。また，その箱から両端に出ているひげは，最小値と最大値を表している。

ただ，範囲の説明の中でも述べたが，最大値や最小値は1つでも大きな値や小さな値があると，その影響を受けることになる。そこで，極端に大きな値や小さな値を外れ値と判断して，箱ひげ図を描くこともある。その1つの方法は，まず四分位範囲$IR = Q_3 - Q_1$を求め，第3四分位数にIRの1.5倍を加えた値よりも大きな値をとったものや，第1四分位数からIRの1.5倍をひいた値よりも小さな値をとったものを外れ値として取り扱う方法である。この方法は，章末参考文献のTukey (1977)で提案された方法であり，広く用いられている。例えば，女性の体重の箱ひげ図を描くと，次のようになる。

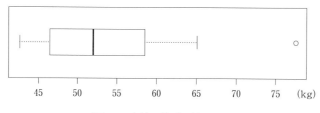

図2.7　女性の体重の箱ひげ図

ここでは，最大値を求める際には，77.5 (kg)を**外れ値**として取り扱って，箱ひげ図を描いている。そして，外れ値については○で表している。箱ひげ図も分布全体を5つの数値だけで表現しているため失う情報もあるが，分布全体が左右対称の分布になっているのかを判断する1つの材料としても用いられる。

2.4　2つの変数間の関係を調べる

次に，2つの変数の間の関係を調べる方法について，質的変数と量的変数の場合に分けて考える。

2.4.1　質的変数と質的変数の場合

2つの変数がどちらも**質的変数**の場合には，次のような表にまとめる。

1日に吸うたばこの量

	21本以上	1〜20本	吸わない	やめた
男性 (人)	2	3	4	1
女性 (人)	2	4	12	2

表2.3 性別と喫煙状況の関係

　この表のことを**クロス表**あるいは**分割表**と言う。質的変数の場合と同様に，度数で表すだけでなく，割合を表示する場合もある。ただし，クロス表の場合には，行の和を100％とする場合，列の和を100％とする場合，全体の和を100％とする場合の3つの場合が考えられるため，解析の目的に合わせてどの割合を用いたら良いかを検討する必要がある。例えば，表2.3で喫煙状況を男性と女性で比較する場合には，行の和を100％とする割合を示すのが良いであろう。また，このような比較をする場合には，図2.8のような**帯グラフ**が用いられる。

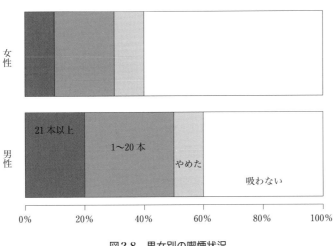

図2.8 男女別の喫煙状況

2.4.2 質的変数と量的変数の関係

　質的変数と**量的変数**の関係を見る際には，あらかじめ質的変数でグループ分けしてそれぞれのグループで量的変数の分布を調べる。例えば，性別と体重の関係を調べる場合には，男性と女性それぞれの分布をドットプロットやヒストグラムで表示して比較することができる。あるいは，図2.9のように男性と女性の箱ひげ図を描くことで，比較することもできる。

ここでは，フリーの統計ソフトRを用いて箱ひげ図を描いているが，Rでは四分位数の計算方法が，これまでに述べた方法と若干異なっているため，少し違った箱ひげ図になっている点については注意してほしい。

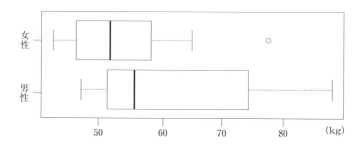

図2.9　男性と女性の体重の比較

また，男女別に体重の代表値を使って比較することもできる。

単位 (kg)

	平均	標準偏差
男性	61.57	13.57
女性	53.22	8.28

表2.4　男性と女性の体重の比較

2.4.3　量的変数と量的変数の関係

　量的変数と量的変数の関係を見る際には，2つの変数を横軸と縦軸として，座標平面上に点を表示する方法が取られる。例えば，表2.1 (p.19) の身長と体重の関係を調べると，次のようになる。

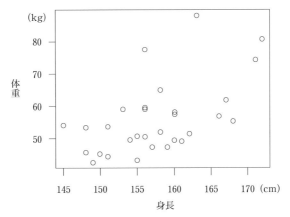

図2.10 身長と体重の散布図

散布図を見ることによって，2つの変数の間の関係を見たり，データの集中の様子を見たりすることができる。ただし，ドットプロットの説明の中でも述べたが，同じ位置や非常に近い位置にデータがあると，重なってしまうことがあるので，気をつける必要がある。また，2つの変量の間の関係を示す指標については，第11章で詳しく述べているので，そちらを参照してほしい。

課題の解決

表2.1 (p.19) のデータにおいて，喫煙状況と体重との関係を考える。2.4節で述べたように，喫煙状況と体重の関係を見るためには，喫煙状況別の体重の分布を調べることが必要である。実際に，喫煙状況別に体重の箱ひげ図を描いてみると，図2.11のようになる。

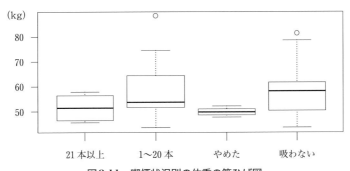

図2.11 喫煙状況別の体重の箱ひげ図

2.4 2つの変数間の関係を調べる

図2.11を見ると，1日21本以上吸っている人や喫煙をやめた人の方が中央値が低くなっており，体重が低い結果となっている。ただし，これまで見てきたように，体重の分布は性別や身長との関連も強いため，性別や身長の影響を考慮せずに比較してもあまり意味がない。そこで，よく用いられる **BMI** という指標を使って身長による影響を調整してみよう。BMIはBody mass indexの略で，体重(kg)を身長(m)の2乗で割ったものとして定義されている。BMIは体脂肪率と相関が高いと言われており，肥満度の指数としてよく用いられる。BMIの喫煙状況別の分布を図2.12で表している。

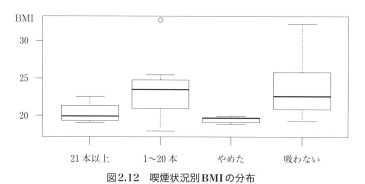

図2.12　喫煙状況別BMIの分布

体重をBMIに変えても，1日21本以上吸っている人が体重が小さい傾向がある点は変わらないが，1日1本から20本吸っている人たちと吸わない人たちの分布の関係に少し違いが生じている。もちろん，ここでは男女合わせて30人分のデータしかなく，喫煙状況も吸わない人たちが多いデータであるから，もう少し慎重に解釈する必要がある。統計解析では，形式的な方法で解析するだけでなく，それぞれの変数の意味やその背景の知識なども考慮して，様々な角度から分析を行う必要があり，もし必要であればさらにデータを収集することも考えられる。

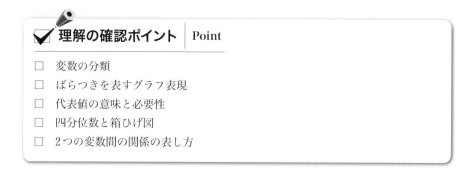

2.3 演習問題

1. 表2.1 (p.19) をもとに，1日3回食事をしているかどうかが体重におよぼす影響について調べよ。

> **コラム** **ナイチンゲール**
>
> ナイチンゲールは，近代看護の創始者であり，白衣の天使とよばれている。ナイチンゲールは，1853年にロシアとオスマン帝国の間で勃発したクリミア戦争で，イギリス軍がオスマン帝国側として参戦した際に，従軍看護婦として参加し，不衛生きわまりないスクタリの陸軍病院で瀕死の兵士たちを懸命に看護したことで知られている。しかし，ナイチンゲールにはもう一つの顔がある。兵士たちを救うためには，看護だけではなく，陸軍病院の状況を変えていくことが必要であると考えた。そして，その状況を改善するために，様々な資料を集めて，報告書としてまとめたのである。実は，ナイチンゲールは若いときから数学や統計学に深い興味を持っており，この報告書の中でも目的に合わせて様々な統計的なグラフを開発して，陸軍病院での死亡率の高さや伝染病の多さを理解してもらえるように工夫したのである。このような実績から，英国統計学会の評議員の1人として選出されたり，米国統計協会の名誉会員にも選ばれたりしている。実は，ナイチンゲールは統計学者としてもよく知られているのである。

【参考文献】

- J. W. Tukey Exploratory Data Analysis, ADDISON WESLEY PUB CO INC, 1977.
- 多尾清子 「統計学者としてのナイチンゲール」医学書院，1991.

第3章 一部から全体を知る〜標本調査（2値データの場合）

Key WORD	全数調査，標本調査，母集団，標本，標本誤差，二項分布

この章の目的	全数調査と標本調査の違いを理解する．全数調査はコストがかかるため，多くの調査は標本調査であること．標本調査は部分的な調査のため誤差が生じる．身近な例を用いて誤差の特徴について学ぶ．まず，実験を通じて誤差がどの程度あるのか実感する．次に，この誤差が確率モデルを使って理論式で表現でき，仮想的な実験結果をうまく記述できていることを確認する．

この章の課題	ある地域におけるインフルエンザウィルスの感染率を知るためにはどうすれば良いだろうか？　住人の数が少ない地域であれば，全住人に対して調査を実施すれば感染率を知ることはできる．しかし，住人の数が多い地域の場合は，調査に必要な医師・看護師などの人員，検査機器などにかかる費用および調査にかかる時間を考えると，全住人を調べるのは無理であろう．このような場合に，どのような調査を実施すれば良いのだろうか？

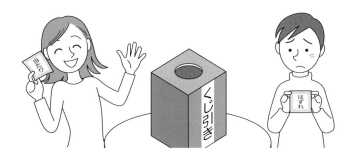

3.1 母集団と標本

3.1.1 全数調査と標本調査

　世の中には〇〇調査とよばれるものが数多くある。**国勢調査**は，日本に在住する全ての人を対象に5年ごとに国が実施する調査である。このような，全対象を調べる調査を**全数調査**と言い，全対象の集まりを**母集団**とよぶ。母集団に含まれる対象数が有限の場合は有限母集団，無限の場合は無限母集団とよぶが，有限母集団であっても対象数が多い場合は無限母集団とみなされる。

　患者調査は，医療機関を対象に毎年10月中旬のある1日に入院や外来の患者数を調査するものである。母集団は全ての医療機関であるが，実際に調査される医療機関は，母集団の中から**無作為**に選ばれた一部の医療機関である。母集団から無作為に抽出した一部の集団について調べる調査を**標本調査**と言い，抽出された一部の集団のことを**標本**とよぶ。標本に含まれる対象の数を**標本の大きさ**とよぶ。標本調査は，母集団の全てを調査する全数調査に比べて，調査に必要な費用，人員，時間などのコストが節約できる。しかし，標本調査では，抽出された標本の持つ**標本誤差**とよばれる偶然性の誤差が含まれる。一方，全数調査はコストがかかるものの標本誤差は含まれない。

> 全数調査…全対象（母集団）を調べる調査，コストがかかる，結果は正確
> 標本調査…全対象（母集団）から無作為抽出した一部の集団（標本）を調べる，コストは少ない，結果に標本誤差を含む

　人口動態調査は，市区町村に提出された出生届，死亡届，死産届，婚姻届，離婚届の5種類の届書にある情報を保健所や都道府県を通じて厚生労働省が集計する，日本の人口動態を把握するための調査である。届書に基づく調査は，実際問題として全ての対象を調査できていない可能性もある。全対象のうち調査できた割合が高いとき**完全性**が高いと言う。人口動態調査の完全性はかなり高いため，全数調査と考えることができる。人口動態調査により，一定期間にある疾病が原因で死亡した正確な人数が把握でき，第14章で説明する死亡率の算出に用いられている。一方，日本では罹患率の算出に必要な罹患数（新たにある疾病と診断された数）の調査は，全数調査と考えるほど完全性が高くない場合がある。

3.1.2 2値データ

　ある疾病への罹患(あり・なし),薬の効果(有効・無効)などの2通りの結果からなるデータは**2値データ**とよばれる。2値データでは,それぞれの結果に0と1の値を割り当てる。例えば,ある疾病への「罹患あり」,薬の効果の「有効」などの関心のある結果に1を割り当て,他方に0を割り当てる。

　連続的な値をとるデータを,ある値を境目に2群に分けることでも2値データは得られる。例えば,血圧の分類基準(JSH2014:高血圧治療ガイドライン2014)では,収縮期血圧が140 mmHg以上を高血圧と分類しており,収縮期血圧が140 mmHg以上を高血圧群として1を割り当て,140 mmHg未満をその他の群として0を割り当てる。また,アンケート調査でよく見られる「満足・やや満足・普通・やや不満・不満」の5件法による選択肢は,仕切りを入れて2群にすることで2値データとなる。

　このような2値データが得られる母集団を**2値母集団**とよぶ。母集団の特徴を表す数値を**母数**とよび,特に,0と1からなる2値母集団における1の占める比率は**母比率**とよび,2値母集団を特徴づける値である。また,2値母集団から抽出した標本に占める1の比率は**標本比率**とよばれる。

2値データ…2通りの結果からなる0または1をとるデータ
2値母集団…2値データが得られる母集団
母比率…2値母集団に占める1の比率
標本比率…2値母集団から抽出した標本に占める1の比率

 3.1
　ある疾患に対する治療薬の有効性が知りたい。母集団となる集団を考え,全数調査と標本調査のどちらの調査法がふさわしいか説明せよ。
(解説)
　母集団はある疾患の患者全てである。全ての患者とは,現在存在する患者のみならず,将来罹患する患者も調査対象として母集団に含まれるため,全てを調べる全数調査の実施は不可能である。したがって,標本調査を実施する必要がある。

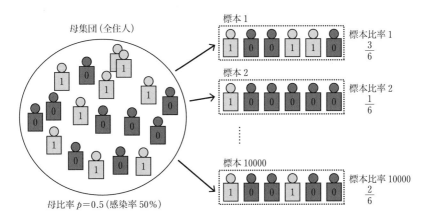

図3.1　母集団と標本の関係

3.1.3 標本誤差

　ある地域の住民におけるインフルエンザウィルス感染率に関心がある場合，母集団はその地域の全住人であり，インフルエンザウィルス感染者と非感染者からなる2値母集団である。感染者を1，非感染者を0とすれば，2値母集団の母比率pはこの地域の感染率を意味する。全住人に対して感染の有無を調べる全数調査を行えば，正確な感染率pを知ることができるが，時間とコストがかかるため，無作為抽出した一部の住人に対して調べる標本調査を行う。標本として選ばれた住人から算出される感染率（標本比率）は，**標本誤差**があるため母比率とは違った値になる。

　標本誤差によって標本比率がどのような値をとるのかを知るために，仮想的な実験を行う。図3.1のように，母集団の感染率50％（母比率$p = 0.5$）と分かっている地域から，大きさ6の標本調査を何度も繰り返し行う。標本誤差があるため，感染率が50％でも標本における感染者数はいつも3人にはなっていない。このような標本調査を1万回繰り返した結果を度数分布表に集計したのが表3.1である。標本調査における感染者数は0人から6人まで様々な結果となっているが，母集団の感染率50％（母比率$p = 0.5$）と一致する結果である「6人中感染者3人で標本比率が0.5」である場合の度数が最も多く，感染者数が3人より少なく（または，多く）なるとともに度数は減少している。このことから，標本誤差によって標本比率は母比率とは異なる値にもなる傾向はあるが，母比率に近い値をとる頻度が高いことが分かる。

感染者数	標本比率	度数
0	$\frac{0}{6}$	167
1	$\frac{1}{6}$	960
2	$\frac{2}{6}$	2321
3	$\frac{3}{6}$	3091
4	$\frac{4}{6}$	2328
5	$\frac{5}{6}$	976
6	$\frac{6}{6}$	157
合計		10000

表3.1　1万回の標本調査の結果

表3.1から感染者数の平均と分散を計算する。

$$\text{平均}：0 \times \frac{167}{10000} + 1 \times \frac{960}{10000} + \cdots + 6 \times \frac{157}{10000} \approx 3.00$$

$$\text{分散}：(0-3)^2 \times \frac{167}{10000} + (1-3)^2 \times \frac{960}{10000} + \cdots + (6-3)^2 \times \frac{157}{10000} \approx 1.53$$

これより，1万回の標本調査の結果，感染者数は平均的には3人であり，母比率から期待される6×0.5＝3人と一致し，平均の3人からのばらつきを表す分散は1.53である。

次に，表3.1の度数分布表における標本比率を棒グラフで図示したのが図3.2である。図3.2より，標本比率の度数分布は母比率と同じ$\frac{3}{6} = 0.5$を中心としたきれいな左右対称の分布形になっており，標本比率の分布には何かしらの規則性があることが予想される。

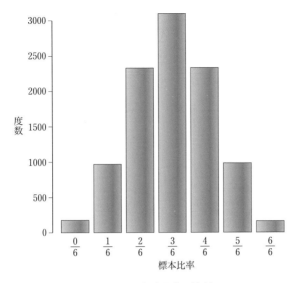

図3.2　1万回の標本比率の棒グラフ

3.2 確率モデルによる記述

　図3.2で，標本誤差による標本比率のばらつきに何かしらの規則性があることが分かった。ここでは，**確率モデル**を用いて，標本比率の規則性を数式で表す。そのために，まず，確率モデルに関する用語や記号について説明する。

　確率モデルでは，「くじを引く」などの操作を**試行**とよび，「当たり・はずれ」など試行の結果を**事象**とよぶ。ある事象Aが起こる確率を$P(A)$で表す。また，試行を何回か繰り返すとき，次の条件を満たす試行を**ベルヌーイ試行**とよぶ。
- 試行の結果起こる事象は「当たり・はずれ」のように2種類
- 試行を問わず各事象が起こる確率は変わらない
- ある試行の結果が他の試行の結果に影響しない

　ベルヌーイ試行をくじ引きで置き換えると，次のようになる。
- くじを引いたら「当たり・はずれ」のどちらかが必ず出る
- くじを何回引いても各回の当たる確率は変わらない
- ある回に引いたくじ引きの結果が他の回の結果に影響しない

　ベルヌーイ試行のくじ引きでは，箱の中の当たりくじの割合をpとすれば，1回くじを引いて「当たり」である確率はp，「はずれ」である確率は$1-p$となる。

3.2.1 ベルヌーイ分布

箱の中のくじは当たりとはずれからなる2値母集団と考えることができ，当たりを1，はずれを0とすれば，母比率pはくじに占める当たりの割合である。箱の中から引いたくじは標本であり，標本に占める当たりの割合が標本比率である。1枚くじを引いた結果は，当たりなら$X=1$，はずれなら$X=0$をとる2値変数Xで表される。変数Xがどちらの値になるかは実際にくじを引くまで決まらないが，$X=0$となる確率は$P(X=0)=1-p$，$X=1$となる確率は$P(X=1)=p$である。

これを1つの式でまとめると
$$P(X=x) = p^x(1-p)^{1-x}, \qquad x=0,\ 1$$
である。この変数Xのように，確率的にとる値が決まる変数のことを**確率変数**とよぶ。また，確率変数が取り得る値のことを**実現値**と言い，実現値xに対する確率を表す関数$P(X=x)$を**確率関数**とよぶ。確率変数の実現値とその確率の対応を確率分布とよぶ。確率変数Xの確率分布を表3.2にまとめる。表3.2のように，実現値が0または1の2値である確率分布は**ベルヌーイ分布**とよばれる。母集団から抽出した標本が従う確率分布を**母集団分布**と言う。

X	0	1
$P(X=x)$	$1-p$	p

表3.2　ベルヌーイ分布に従う確率変数Xの実現値とその確率の対応表

> 2値母集団から抽出した大きさ1の標本の確率分布はベルヌーイ分布という確率モデルで表され，その確率関数は
> $$P(X=x) = p^x(1-p)^{1-x}, \quad x=0,\ 1$$

3.2.2 二項分布

次に,「くじをn回引いたときの当たりの枚数X」の確率分布を考える。k回目のくじ引きの結果を表す確率変数X_k(当たり:$X_k=1$, はずれ:$X_k=0$)は前述のベルヌーイ分布に従い, n回引いたときの当たりの枚数Xは, n個の確率変数の和として

$$X = X_1 + X_2 + \cdots + X_n$$

で表すことができる。標本から算出される量を**統計量**と言い, 統計量もまた確率変数であり, 統計量の従う確率分布を**標本分布**とよぶ。X_k($k=1, 2, \cdots, n$)の実現値はそれぞれ0か1なので, Xの実現値は$0, 1, \cdots, n$のいずれかの値である。n回中当たりがx回である組合せは${}_nC_x$通りあり, どの場合も起こる確率は等しく$p^x(1-p)^{n-x}$より, 当たりの枚数xに対する確率関数$P(X=x)$は次式で計算する。

$$P(X=x) = {}_nC_x p^x (1-p)^{n-x}, \quad x = 0, 1, \cdots, n$$

実現値が$0, 1, 2, \cdots, n$, 対応する確率が上式で与えられる確率分布は**二項分布**とよばれる。くじが当たる確率pと試行回数nで確率分布が1つに決まるので, $B(n, p)$という記号で表す。nとpのような確率分布を1つに決める値は**パラメータ**または**母数**とよばれる。

> 2値母集団から抽出した大きさnの標本に占める1の個数の確率分布は二項分布$B(n, p)$という確率モデルで表され, その確率関数は
> $$P(X=x) = {}_nC_x p^x (1-p)^{n-x}, \quad x = 0, 1, \cdots, n$$

半分当たりの入った箱から6枚のくじを引いたときの当たりの枚数Xの確率分布は, 二項分布$B\left(6, \dfrac{1}{2}\right)$に従うと考えることができる。このとき, Xの実現値は0から6であり, 対応する確率の計算結果を図にまとめたのが図3.3である。

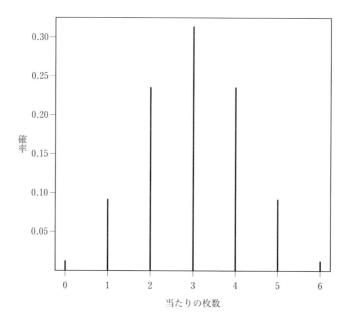

図3.3　二項分布 $B\left(6, \frac{1}{2}\right)$ の確率分布

　当たりの枚数が3枚である確率が最も高く，そこから左右対称に確率が徐々に小さくなっていることが分かる。3.1.3項では，標本誤差によって当たりの枚数がどれくらいばらつくかを，実験による1万回の結果の棒グラフで確認した。二項分布 $B\left(6, \frac{1}{2}\right)$ の確率分布（図3.3）から計算される標本比率の度数分布の理論値を，図3.2の棒グラフの上に重ねた図が図3.4である。棒グラフと理論値（×印）がほぼ同じ傾向を示しており，標本誤差による標本比率の分布が，二項分布 $B\left(6, \frac{1}{2}\right)$ という確率モデルでよく記述できていることが確認できる。

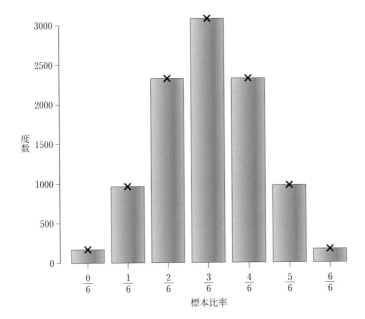

図3.4　1万回の標本比率の棒グラフと二項分布 $B\left(6, \dfrac{1}{2}\right)$ による理論値（×印）

3.2

二項分布 $B\left(4, \dfrac{1}{3}\right)$ に従う確率変数 X の実現値 x を答えよ．また，各実現値に対する確率 $P(X=x)$ を計算し，表にまとめよ．

(解説)

二項分布 $B(n, p)$ の実現値は $x = 0, 1, \cdots, n$ であり，確率関数は $P(X=x) = {}_nC_x p^x (1-p)^{n-x}$ であった．これより，二項分布 $B\left(4, \dfrac{1}{3}\right)$ の実現値は $x = 0, 1, 2, 3, 4$ であり，実現値 x に対する確率は次式で計算される．

$$P(X=x) = {}_4C_x \left(\dfrac{1}{3}\right)^x \left(1 - \dfrac{1}{3}\right)^{4-x} = {}_4C_x \dfrac{2^{4-x}}{3^4}$$

X	0	1	2	3	4
$P(X=x)$	$\dfrac{16}{81}$	$\dfrac{32}{81}$	$\dfrac{24}{81}$	$\dfrac{8}{81}$	$\dfrac{1}{81}$

 3.1 練習問題

ウィルス保有者4人に対して，検出率が50％の検査器を用いて検査を実施したとき，陽性反応が出る人数に対する確率を求め，表を作成せよ．

3.2.3 二項分布の特徴

図3.5は，いくつかの n に対して二項分布 $B\left(n, \dfrac{1}{2}\right)$ の確率分布を図示したものである．

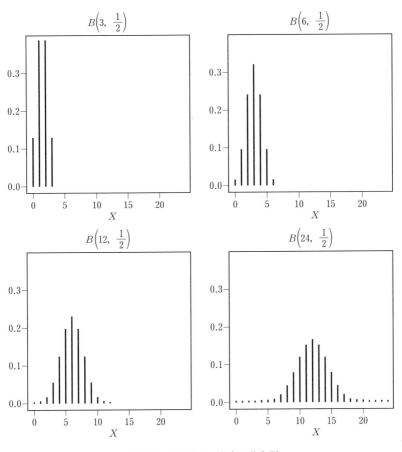

図3.5　色々な二項分布の分布形

図3.5から，同じ二項分布でもnの値によって分布形は異なることが分かる。3.1.3項で，実験結果の棒グラフの分布形を平均・分散という数値で要約した。ここでは，確率モデルを用いて平均と分散を数式で表す。

確率変数Xの確率分布の中心とばらつきを数値で表したものが，平均$E(X)$と分散$V(X)$である。$E(X)$は**期待値**ともよばれる。二項分布$B(n, p)$に従う確率変数Xの平均(期待値)と分散は次式で計算される。

$$E(X) = \sum_{x=0}^{n} x \times {}_nC_x p^x (1-p)^{n-x} = \cdots = np$$

$$V(X) = \sum_{x=0}^{n} \{x - E(X)\}^2 \times {}_nC_x p^x (1-p)^{n-x} = \cdots = np(1-p)$$

図3.5の各二項分布について期待値を計算することで，確率分布の中心とばらつきを数値で比較することができる．図3.5の4つの二項分布の期待値と分散の値をまとめたのが表3.3である．

X	$E(X)$	$V(X)$
$B(3,\ 0.5)$	$3 \times 0.5 = 1.5$	$3 \times 0.5 \times (1-0.5) = 0.75$
$B(6,\ 0.5)$	$6 \times 0.5 = 3$	$6 \times 0.5 \times (1-0.5) = 1.5$
$B(12,\ 0.5)$	$12 \times 0.5 = 6$	$12 \times 0.5 \times (1-0.5) = 3$
$B(24,\ 0.5)$	$24 \times 0.5 = 12$	$24 \times 0.5 \times (1-0.5) = 6$

表3.3　図3.5の二項分布の期待値と分散

二項分布$B(n,\ p)$の平均（期待値）はnp，分散は$np(1-p)$である．

例題 3.3

二項分布$B\left(4,\ \dfrac{1}{3}\right)$に従う確率変数$X$の期待値（平均）$E(X)$と分散$V(X)$を求めよ．

（解説）

二項分布$B(n,\ p)$の平均（期待値）はnp，分散は$np(1-p)$であった．これより，二項分布$B\left(4,\ \dfrac{1}{3}\right)$に従う確率変数$X$の期待値（平均）$E(X)$と分散$V(X)$は次のように計算される．

$$E(X) = 4 \times \frac{1}{3} = \frac{4}{3}, \quad V(X) = 4 \times \frac{1}{3} \times \left(1 - \frac{1}{3}\right) = \frac{8}{9}$$

3.2.4 二項分布の正規近似

図3.5から,二項分布の分布形は,nが増えると左右対称の滑らかな山の形になっていることが分かる。この形は,第5章で説明する**正規分布**とよばれる確率分布である。正規分布は,期待値μと分散σ^2の2つのパラメータで分布形が決まる確率分布であり,$N(\mu, \sigma^2)$という記号で表す。二項分布$B(n, p)$はnが大きいとき,正規分布$N(np, np(1-p))$で近似することができる。図3.5の$B(24, 0.5)$の図に,正規分布$N(12, 6)$の曲線(灰色)を重ねて描いたのが図3.6である。

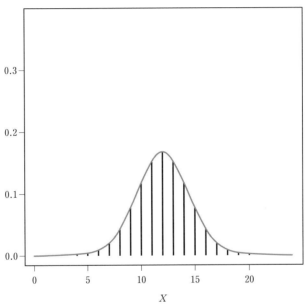

図3.6 二項分布を正規分布で近似した曲線

課題の解決

母集団はある地域の全住民であり，インフルエンザ感染者であれば1，非感染者であれば0の2値が割り当てられた2値母集団と考えることができる。このとき，母比率pはこの地域におけるインフルエンザ感染率に対応する。住民の数が少なければ全数調査から母比率pを求めることも可能だが，住民が多い場合には調査に必要な医師や看護師などの人員，時間，費用のコストがかかるため，全数調査は無理であろう。そのため，無作為に抽出したn人の住人（大きさnの標本）に対する標本調査を実施する。2値母集団から抽出した大きさnの標本に占める1の個数は二項分布$B(n, p)$であった。これより，住人n人に対する感染者数Xの標本誤差によるばらつきは二項分布$B(n, p)$で表される。これより，標本調査によって調べたn人の住人に占める感染者数がx人である確率は，$P(X=x) = {}_nC_x p^x (1-p)^{n-x}$で得られる。

✓ 理解の確認ポイント | Point

- ☐ 全数調査と標本調査の違い
- ☐ 母集団と標本の違い
- ☐ 標本誤差の規則性を数値実験から理解する
- ☐ 標本誤差の規則性を確率モデル（二項分布）で表す
- ☐ 二項分布の特徴を期待値（平均）と分散で表す

3.2 演習問題

ある疾病に対する有効率50％とされている治療薬がある。この治療薬を，院内の患者5人に投与したとき，誰にも効果がない確率はどのくらいあるか求めよ。

> **コラム** 将来人口の予測

　日本では完全性の高い人口動態調査によって，人口増減の詳細なデータが集められている。人口の増減は税収や社会保障などに密接に関係するため，将来人口がどのように変化するかを予測することは重要である。将来人口は，医療や保健政策の計画立案においても重要な基礎資料である。日本では，国立社会保障・人口問題研究所が将来人口推計を行い，定期的に報告している。ある対象地域の人口の増減は，「出生」と「死亡」，そして「移動（転入・転出）」の3つの要因によって決まる。出生と死亡による人口増減は自然要因，移動による人口増減は社会要因とよばれる。将来人口の予測法として，「コーホート変化率法」と「コーホート要因法」がある。コーホートとは人口観察の単位集団で，通常は同一年に誕生した出生集団を指す。コーホート変化率法とは，人口動態調査に基づき各コーホートに対して変化率を求め，それに基づき将来人口を推計する方法である。比較的近い将来の人口予測で，変化率の算出基礎となる近い過去に特殊な人口変動がなく，また推計対象となる近い将来にも特殊な人口変動が予想されない場合に，この方法が使われる。一方，コーホート要因法では，各コーホートについて，自然要因（出生と死亡）および社会要因（転入と転出）のそれぞれについて将来値を仮定し，それに基づいて将来人口を予測する方法である。過去の人口増減に特殊な変化がある場合や，将来の人口増減に特殊な人口増減が予想される場合などに使われる方法である。

【参考文献】
- 浅野晃「統計学の考え方」プレアデス出版，2008．
- 五十嵐中・佐條麻里「医療統計わかりません！！」東京図書，2010．
- がん情報サービス http://ganjoho.jp/

第4章 一部から全体の特徴を当てる〜割合の推定と検定

Chapter 4

Key WORD: 仮説検定，有意水準，p値，点推定，標準誤差，区間推定，信頼度

この章の目的: 本章では，2値母集団における母比率の値に関する仮説の真偽を，標本調査によって得られた2値データから検証する方法について学ぶ。次に，母比率の値を2値データから推定する方法を説明する。本章の内容は，第6章以降における2値母集団以外の問題設定でも共通の考え方であるため，基礎的な内容から，しっかり理解することが大切である。

この章の課題: 風邪を引いたので，有効率50％という広告で売られている風邪薬を服用したが効果はなかった。今回は偶然効かなかったと思った。友人にこの話をすると，その友人も以前同じ薬を飲んで効かなかったらしく，「偶然だね」と笑った。この風邪薬を服用したことがある人がクラスで10人おり，効果があったのは1人だけであった。残りの9人は偶然効果がなかったのだろうか？ それとも，風邪薬の広告はウソで「有効率は50％より小さい」のだろうか？

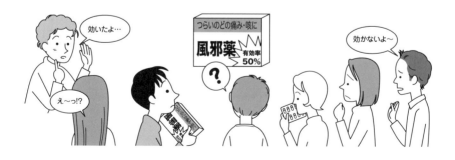

4.1 仮説検定

第3章では，2値母集団に対する標本調査につきまとう標本誤差がどのくらいあるかを実験し，そのばらつきが確率モデル「二項分布」により数式で記述できることを説明した。確率モデル「二項分布」を用いることで，n 個のくじを引いたときに当たりが x 枚ある確率を母比率 p の式で計算することができた。ここでは，標本調査によって得られた2値データから，2値母集団の特徴を表す母比率 p に関する仮説を検証する方法について説明する。

4.1.1 母比率の仮説検定〜仮説検定の基本的な考え方

風邪薬の有効率を $100p\%$ $(0<p<1)$ とし，この風邪薬を n 人が服用した場合に効果があった人数は，第3章の確率モデルを用いて二項分布 $B(n, p)$ で記述することができ，n 人が服用したときに x 人に効果がある確率は

$$P(X=x) = {}_nC_x p^x (1-p)^{n-x}$$

で計算される。ここでは，風邪薬の有効率に関する広告「50％の人に効く $(p=0.5)$」の真偽について検証する。検証される仮説のことを特に**帰無仮説**とよぶ。これに対し，広告はウソであるという仮説「有効率は50％より小さい $(p<0.5)$」を**対立仮説**とよぶ。

仮に，帰無仮説が正しいと信じて $p=0.5$ とすることで，次の(1)〜(3)が起こる確率を計算することができる。

(1) 1人が服用して効果があるのが0人である確率
$$_1C_0\, 0.5^0 (1-0.5)^{1-0} = 0.5$$

(2) 2人が服用して効果があるのが0人である確率
$$_2C_0\, 0.5^0 (1-0.5)^{2-0} = 0.25$$

(3) 10人が服用して効果があるのが1人以下である確率
$$_{10}C_0\, 0.5^0 (1-0.5)^{10-0} + {}_{10}C_1\, 0.5^1 (1-0.5)^{10-1} \approx 0.011$$

これより，(1)の「有効率50％ $(p=0.5)$」の薬を1人が服用して効果なしである確率は0.5であり，帰無仮説「有効率50％ $(p=0.5)$」が正しくても偶然起こり得る確率と考えられる。(2)の2人が服用して2人とも効果なしである確率は0.25であり，これも帰無仮説「有効率50％ $(p=0.5)$」が正しくても偶然起こり得ると考える人もいるだろう。(3)の10人が服用して効果があるのが1人以下である確率は0.011と偶然起こるにしては小さい確率なので，帰無仮説「有効率50％ $(p=0.5)$」は間違いではないかと考える人が多いだろう。

仮説検定では，確率モデルを決めるパラメータの値に帰無仮説と対立仮説の2つの仮説を設定し，データに基づきこれらの仮説の真偽を判定する。その判定法は，帰無仮説が正しいと仮定したときに，データから得られる結果より対立仮説よりの結果が得られる確率を計算し，その確率に基づき仮説の真偽を判断する。この値を **p値** とよぶ。p値がある値より小さい場合は，**帰無仮説を棄却**（間違っていると判断）し**対立仮説を採択**する。帰無仮説を棄却する際の基準となる確率の閾値αを**有意水準**とよぶ。αの値としては，0.05または0.01がよく使われる。

> p値…帰無仮説が正しいと仮定したとき，データから得られる結果より対立仮説よりの結果が得られる確率
>
> 有意水準…帰無仮説を棄却するときのp値の閾値。通常は0.05または0.01が用いられる。

課題の解決

課題の風邪薬の有効率$100p$%（$0<p<1$）に関して，帰無仮説に「50％の有効性（$p=0.5$）」，対立仮説に「50％も効かない（$p<0.5$）」と設定する。p値の値に基づき，仮説の真偽を判断する。帰無仮説が正しいと仮定したとき，効果がある人数Xは二項分布$B(10, 0.5)$であることからp値が計算される。「10人服用して効果が1人」というデータが得られたとき，「データから得られる結果より対立仮説よりの結果」とは「効果がある人数が1人以下」である。これより，p値は$P(X\leq 1) = P(X=0) + P(X=1)$で計算される。(3)より，$p$値は0.011であり0.05より小さいので，帰無仮説の$p=0.5$を棄却する。つまり，広告はウソで対立仮説の「50％も効かない（$p<0.5$）」が適切であると判断する。

例題 4.1

　有効率 50 %という広告で売られている風邪薬を 3 人の人が服用したところ，2 人に効果があった。この風邪薬の有効率はもっと高いと言えるだろうか。帰無仮説と対立仮説を設定し，有意水準を 0.05 として，帰無仮説が棄却できるかを判定せよ。

（解説）

　課題と同様に，風邪薬の有効率を $100p$ % $(0<p<1)$ とすると，帰無仮説は「有効率は 50 % $(p=0.5)$」，対立仮説は「有効率は 50 %より高い $(p>0.5)$」である。帰無仮説が正しいとしたとき，効果がある人数は二項分布 $B(3, 0.5)$ であることから p 値を計算する。このとき，p 値は
$$_3C_2 0.5^2(1-0.5)^{3-2} + {}_3C_3 0.5^3(1-0.5)^{3-3} = 0.5$$
である。有意水準の 0.05 より大きな確率であるため，帰無仮説を棄却することはできない。

　例題 4.1 のように，帰無仮説を棄却できないときは，**帰無仮説を受容**すると言う。仮説検定では，帰無仮説が棄却できなかった場合は，帰無仮説が間違っているとは言えないため，とりあえず帰無仮説を受け入れる程度で，積極的に帰無仮説を支持している訳ではない。一方，帰無仮説が棄却されたときは，積極的に対立仮説を支持する。

帰無仮説が棄却された	→	対立仮説を積極的に支持
帰無仮説が棄却されない	→	結論保留で帰無仮説を受容

　帰無仮説の「有効率は 50 % $(p=0.5)$」に対して，課題では対立仮説を「50 %も効かない $(p<0.5)$」と設定した。このように，帰無仮説で設定した値 $(p=0.5)$ より p の値は小さい $(p<0.5)$ という対立仮説を設定した仮説検定を**左片側検定**とよぶ。一方，例題 4.1 で設定した対立仮説の「有効率は 50 %より高い $(p>0.5)$」のように，帰無仮説で設定した値 $(p=0.5)$ より p の値は大きい $(p>0.5)$ という対立仮説を設定した仮説検定を**右片側検定**とよぶ。左片側検定と右片側検定をまとめて**片側検定**とよぶ。また，「有効率は 50 %ではない $(p\neq 0.5)$」のように，単に帰無仮説で設定した値 $(p=0.5)$ と等しくない $(p\neq 0.5)$ という対立仮説を**両側検定**とよぶ。対立仮説によって p 値の計算法は異なる。

2値母集団の母比率pに関する仮説検定におけるp値の計算法：
帰無仮説：$p=p_0$に対して
- 対立仮説が$p<p_0$である左片側検定のとき
    → p値 $= P(X \leq x)$
- 対立仮説が$p>p_0$である右片側検定のとき
    → p値 $= P(X \geq x)$
- 対立仮説が$p \neq p_0$である両側検定のとき
    → p値 $= 2 \times \min(P(X \leq x), \ P(X \geq x))$

4.2

有効率50％という広告で売られている風邪薬を8人の人が服用したところ、1人に効果があった。この風邪薬の有効率は50％ではないと言えるだろうか。帰無仮説と対立仮説を設定し、有意水準を0.05として、帰無仮説が棄却できるかを判定せよ。

（解説）

風邪薬の有効率を$100p$％ $(0<p<1)$ とすると、帰無仮説は「有効率は50％ $(p=0.5)$」、対立仮説は「有効率は50％ではない $(p \neq 0.5)$」の両側検定である。帰無仮説が正しいとしたとき、効果がある人数Xは二項分布$B(8, 0.5)$であることからp値を計算する。

$$P(X \leq 1) = P(X=0) + P(X=1)$$
$$= {}_8C_0 0.5^0 (1-0.5)^{8-0} + {}_8C_1 0.5^1 (1-0.5)^{8-1} \approx 0.035$$
$$P(X \geq 1) = 1 - P(X=0) = 1 - {}_8C_0 0.5^0 (1-0.5)^{8-0} \approx 0.996$$

より、p値 $= 2 \times \min(P(X \leq 1), \ P(X \geq 1)) = 2 \times P(X \leq 1) \approx 0.070$

これより、p値は有意水準の0.05より大きいため、帰無仮説を棄却できない。よって、帰無仮説の「有効率は50％ $(p=0.5)$」を受容する。

4.1 練習問題

ウィルス保有者4人に対して，検出率が50%の検査器を用いて検査を実施したとき，1人に陽性反応が出た。この検査器の検出率は50%ではないと言えるだろうか。帰無仮説と対立仮説を設定し，有意水準を0.05として，帰無仮説が棄却できるかを判定せよ。

4.1.2 母比率の仮説検定〜正規近似によるp値の計算法

前節では，母比率の仮説検定におけるp値の計算を二項分布から計算した。ここでは，3.2.4項で説明した正規近似を用いたp値の計算法について説明する。正規近似による方法は，標本の大きさnが大きい場合に特に有効である。

> **課題** 従来のがん治療薬の有効率は40%であったが，新しく認可された新薬を100人に投与したところ，52人に効果があった。従来に比べて新薬は有効率が高いと言えるか？

有効率が$100p$% $(0<p<1)$である新薬を100人に投与した結果，有効である人の人数Xは二項分布$B(100, p)$に従う。帰無仮説は「有効率が40% $(p=0.4)$」で，対立仮説は「有効率が40%より高い $(p>0.4)$」の右片側検定である。帰無仮説が正しいと仮定したときの有効である人数Xの確率分布が$B(100, 0.4)$と決まるので，確率の値を具体的に計算することができる。対立仮説は「有効率が40%より高い $(p>0.4)$」なので，p値「帰無仮説が正しいと仮定したとき，データから得られる結果より対立仮説よりの結果が得られる確率」は，「有効である人数が52人以上である確率$P(X\geq 52)$」である。図4.1は，二項分布$B(100, 0.4)$の確率分布を図示したものであり，$P(X\geq 52)$を黒色で示してある。

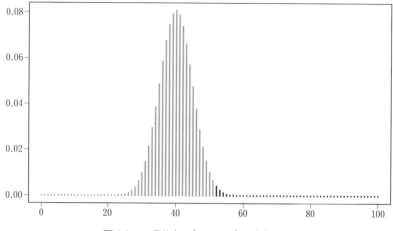

図4.1　二項分布 $B(100, 0.4)$ の確率分布

したがって，p 値は
$$P(X \geqq 52) = P(X=52) + P(X=53) + \cdots + P(X=100)$$
を計算することで得られるが，n が大きいときは計算が大変であるため，第5章で説明する正規分布による近似計算を用いる場合が多い．正規分布については第5章で詳しく説明するため，ここではExcelのNORMDIST関数を用いた正規近似による p 値の計算法を次にまとめる．

2値母集団の母比率 p に関する仮説検定における p 値の計算法（正規近似）：
帰無仮説：$p = p_0$ に対して

● 対立仮説が $p < p_0$ である左片側検定のとき
　→　p 値 $= P(X \leqq x)$ を正規近似で計算するExcel関数
　　　NORMDIST(x, $n*p_0$, SQRT($n*p_0*(1-p_0)$), 1)

● 対立仮説が $p > p_0$ である右片側検定のとき
　→　p 値 $= P(X \geqq x)$ を正規近似で計算するExcel関数
　　　1 − NORMDIST(x, $n*p_0$, SQRT($n*p_0*(1-p_0)$), 1)

● 対立仮説が $p \neq p_0$ である両側検定のとき
　→　p 値 $= 2 \times \min(P(X \leqq x), P(X \geqq x))$
　　　を正規近似で計算するExcel関数
　　　2 * NORMDIST(−ABS($x - n*p_0$), 0, SQRT($n*p_0*(1-p_0)$))

課題の解決

$n=100$ と大きいため，Excel を用いて正規近似により p 値を計算すると
　　　1−NORMDIST(52, 100∗0.4, SQRT(100∗0.4∗(1−0.4)), 1)
より，p 値は約 0.007 であり，0.01 より小さいので，帰無仮説の $p=0.4$ を棄却する。つまり，対立仮説の「有効率が 40 ％ より高い（$p>0.4$）」が適切であると判断する。

 例題　4.3

有効率 50 ％ という広告で売られている風邪薬を 30 人の人が服用したところ，20 人に効果があった。この風邪薬の有効率は有効率 50 ％ より高いと言えるだろうか。帰無仮説と対立仮説を設定し，有意水準を 0.05 として，帰無仮説が棄却できるかを判定せよ。

（解説）

風邪薬の有効率を $100p$ ％ $(0<p<1)$ とすると，帰無仮説は「有効率は 50 ％（$p=0.5$）」，対立仮説は「有効率は 50 ％ より高い（$p>0.5$）」の右片側検定である。帰無仮説が正しいとしたとき，効果がある人数 X は二項分布 $B(30, 0.5)$ であることから p 値を計算できるが，$n=30$ と標本サイズが大きいため，Excel を用いて正規近似により p 値を計算すると
　　　1−NORMDIST(20, 30∗0.5, SQRT(30∗0.5∗(1−0.5)), 1)
より，p 値は約 0.034 であり，0.05 より小さいので，帰無仮説の $p=0.5$ を棄却する。よって，対立仮説の「有効率は 50 ％ より高い（$p>0.5$）」が適切であると判断する。

4.2 練習問題

ウィルス保有者 40 人に対して，検出率が 50 ％ の検査器を用いて検査を実施したとき，10 人に陽性反応が出た。この検査器の検出率は 50 ％ ではないと言えるだろうか。帰無仮説と対立仮説を設定し，有意水準を 0.05 として，帰無仮説が棄却できるかを判定せよ。

4.2 推定

前節では，標本調査によって得られた 2 値データから，2 値母集団の特徴を表す母比率 p に関する仮説を検証する方法について説明した。ここでは，2 値データから母比率 p の値を推定する方法について説明する。

4.2.1 標準誤差

> **課題** ある地域におけるインフルエンザウィルスの感染率を知るために，無作為に抽出した住人200人に対して標本調査を行った。その結果，感染者は70人であった。この地域における感染率$p\,(0<p<1)$はいくらと推定できるだろうか。

母集団はある地域の全住民であり，感染者は1, 非感染者は0が割り当てられた2値母集団である。この2値母集団の母比率pが知りたい感染率である。2値母集団から無作為に抽出された大きさn人の標本に占める1の数がx人と観測されたとき，母比率pを標本比率$\hat{p}=\dfrac{x}{n}$で推定することを考える。この課題では，$n=200$, $x=70$より感染率の標本比率は$\hat{p}=\dfrac{70}{200}=0.35$である。このように，母比率$p$の値をデータから計算される1つの値で推定することを**点推定**とよぶ。

第3章で説明したように，2値母集団からの大きさnの標本に占める1の個数Xは確率変数であり，二項分布$B(n,\ p)$という確率モデルで表された。また，その期待値は$E(X)=np$, 分散は$V(X)=np(1-p)$であった。このとき，確率変数Xから計算される確率変数$T=\dfrac{X}{n}$の期待値と分散は数学的に求めることができ

$$E(T)=p, \quad V(T)=\frac{p(1-p)}{n}$$

で与えられる。これより，点推定値$\hat{p}=\dfrac{x}{n}$は母比率pに近い値であることが期待される。標本誤差による点推定値$\hat{p}=\dfrac{x}{n}$の推定誤差は**標準誤差**$(S.E.)$とよばれ，確率変数Tの標準偏差である

$$S.E.=\sqrt{\frac{p(1-p)}{n}}$$

で定義される。しかし，母比率pが未知のため，点推定値の$\hat{p}=\dfrac{x}{n}$で置き換えた

$$S.E.=\sqrt{\frac{\hat{p}(1-\hat{p})}{n}}$$

を$\hat{p}$の標準誤差として用いる。この課題では，$n=200$, $\hat{p}=0.35$より

$$S.E. = \sqrt{\frac{\hat{p}(1-\hat{p})}{n}} = \sqrt{\frac{0.35(1-0.35)}{200}} \approx 0.034$$

と計算される。

> 2値母集団の母比率pの点推定$\hat{p} = \dfrac{x}{n}$の推定精度を表す標準誤差は
> $$S.E. = \sqrt{\frac{\hat{p}(1-\hat{p})}{n}}$$

例題 4.4

がん治療の新薬の有効率を知るために,患者100人に投与し効果を調べたところ,45人に効果が認められた。有効率の推定値とその標準誤差を求めよ。

(解説)

新薬の有効率を$p\,(0<p<1)$とすると,その推定値は
$$\hat{p} = \frac{45}{100} = 0.45$$
であり,その標準誤差は
$$S.E. = \sqrt{\frac{\hat{p}(1-\hat{p})}{n}} = \sqrt{\frac{0.45(1-0.45)}{100}} \approx 0.05$$
である。

4.2.2 区間推定

2値母集団の母比率pをデータから計算される1つの値で推定する点推定は,標本誤差による推定誤差があり,その誤差の程度は標準誤差($S.E.$)で表された。ここでは,その推定誤差を考慮して,母比率pの値を○○≦p≦△△といった区間で推定する方法を説明する。このような推定方法を**区間推定**とよび,推定された区間を**信頼区間**とよぶ。

> ● 点推定…母比率の値を1つの値で推定する
> ● 区間推定…母比率の値を信頼区間で推定する

母比率 p の信頼区間は，その点推定値 $\hat{p}=\dfrac{x}{n}$ を中心とし，点推定値 $\hat{p}=\dfrac{x}{n}$ の標準誤差 $S.E.=\sqrt{\dfrac{\hat{p}(1-\hat{p})}{n}}$ とある定数 K を用いて

$$\hat{p}-K\times S.E. \leqq p \leqq \hat{p}+K\times S.E.$$

で得られ，母比率 p がこの区間にある確率

$$P(\hat{p}-K\times S.E. \leqq p \leqq \hat{p}+K\times S.E.)=1-\alpha$$

をパーセントで表した $100(1-\alpha)$ %を信頼区間の**信頼度**とよぶ。定数 K は，信頼度に依存して決まる定数である。定数 K の値を求めるには，確率変数 $T=\dfrac{X}{n}$ の確率分布が必要である。第3章で説明した二項分布の正規近似を用いて K の値を求める方法がよく使われており，信頼度が 95 %($\alpha=0.05$)のとき $K=1.96$，信頼度が 99 %($\alpha=0.01$)のとき $K=2.58$ である。

母比率 p の区間推定：
$$\hat{p}-K\times S.E. \leqq p \leqq \hat{p}+K\times S.E.$$
ただし，信頼度 95 %なら $K=1.96$，信頼度が 99 %なら $K=2.58$

 例題 4.5

がん治療の新薬の有効率を知るために，患者100人に投与し効果を調べたところ，45人に効果が認められた。信頼度95％の信頼区間を求めよ。

(解説)

例題4.4より新薬の有効率 p $(0<p<1)$ の点推定値は $\hat{p}=0.45$，標準誤差は $S.E.\approx 0.05$ であった。信頼度が95％より $K=1.96$ である。これより，有効率 p の信頼区間は

$$\hat{p}-K\times S.E. \leqq p \leqq \hat{p}+K\times S.E.$$
$$0.45-1.96\times 0.05 \leqq p \leqq 0.45+1.96\times 0.05$$
$$0.352 \leqq p \leqq 0.548$$

 4.3 | 練習問題

がん治療の新薬の有効率を知るために，患者100人に投与し効果を調べたところ，45人に効果が認められた。信頼度99％の信頼区間を求めよ。

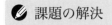 **課題の解決**

$n = 200$, $x = 70$ より感染率の点推定は

$$\hat{p} = \frac{70}{200} = 0.35$$

である。推定精度を表す標準誤差は

$$S.E. = \sqrt{\frac{\hat{p}(1-\hat{p})}{n}} = \sqrt{\frac{0.35(1-0.35)}{200}} \approx 0.034$$

である。感染率 p の信頼度 95% の信頼区間は

$$\hat{p} - 1.96 \times S.E. \leq p \leq \hat{p} + 1.96 \times S.E.$$
$$0.35 - 1.96 \times 0.034 \leq p \leq 0.35 + 1.96 \times 0.034$$
$$0.283 \leq p \leq 0.417$$

である。これより、この地区の感染率は 28.3%〜41.7%（信頼度 95%）である。

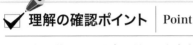 **理解の確認ポイント** | **Point**

- ☐ 2値母集団の母比率に対する帰無仮説と対立仮説を設定できる
- ☐ 帰無仮説を受容するときと棄却するときの扱いの違い
- ☐ 片側検定と両側検定によって異なる p 値の計算法
- ☐ 正規近似による p 値の計算法
- ☐ 点推定と区間推定の違い

4.4 演習問題

ある医療機器メーカーが新開発したインフルエンザウィルス検出器を用いて、ウィルス保有者40人を検査したところ、30人に陽性反応が出た。

(1) この検出器の検出率を信頼度 95% で区間推定せよ。
(2) この検出器の検出率は従来製品（検出率 50%）より高いと言えるか。

> コラム
視聴率調査

　あるテレビ局のある1日の視聴率が全番組で1桁であったことが話題になったことがある。最も視聴率が高かったのが朝のニュース番組の9.9％であり，2桁までに0.1％足りなかった。視聴率は，テレビの番組やCMがどのくらいの世帯で見られているかをはかる指標であり，その値から国民の関心の度合いや社会の動きを知る等の社会調査的な面で利用されている。また，テレビ局や広告会社がテレビの広告効果をはかる指標として利用している。わずか数％の差が番組編成やテレビ局の収益に影響を与え得る視聴率だが，どのように算出しているのだろうか。実は，視聴率は母集団（テレビを所有する全世帯から病院，事務所，寮，マスコミ関係者のいる世帯などを除いたもの）から無作為に抽出した標本調査から推定した値である。関東地区では600世帯に視聴率計測器を設置している。関東地区における視聴率が10％だったときの信頼度95％の信頼区間を計算すると7.6〜12.4％である。「1％を争う視聴率戦争」という話もあるが，標本誤差の方が大きいことが分かる。推定精度をあげるには標本調査を行う世帯数を増やせば良いが，誤差を今の半分にするには世帯数は4倍の2400世帯，10分の1にするには100倍の60000世帯必要である。また，誤差が0.1％以下になるようにするには，約96万世帯を調査する必要があり，費用がかかり過ぎるため増やすことは難しい。

【参考文献】
- ニュートンムック「Newton別冊：確率に強くなる〜「偶然」にひそむ数学法則」ニュートンプレス，2009．
- 高田佳和「例題で学ぶ統計入門」森北出版株式会社，2013．
- 涌井良幸・涌井貞美「統計処理ポケットリファレンス」技術評論社，2013．
- 矢船明史「まずは基礎だけ臨床統計」丸善株式会社，2009．

第 5 章

離散から連続へ〜連続値データの密度関数と正規分布

| Key WORD | 連続型確率変数，確率密度関数，正規分布，標準化 |

この章の目的

本章では，連続値データに対する確率モデルとして連続型確率分布について学ぶ。連続データのヒストグラムから確率密度関数のイメージを把握してから，連続型確率分布の基礎について整理する。次に，連続型確率分布で重要な正規分布について説明する。まず，正規分布の分布形の特徴を学ぶ。次に，正規分布に関する様々な確率の計算法について説明する。正規分布は，第6章以降においても頻繁に登場する重要な確率分布なので，その性質をしっかり理解し，確率計算に慣れておくことが大切である。

この章の課題

ある年度に実施された学校保健統計調査によると，6歳男児の身長の全国平均は116cm，標準偏差は5cmであった。6歳男児の身長の分布は正規分布に従うものとして，身長が110cm〜120cmの男児の占める割合を求めたい。

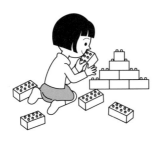
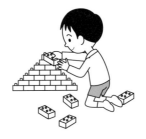

5.1 連続値データの確率分布

第3章では，くじ引きを例に，n枚引いたくじに占める当たりの枚数Xの確率分布が，二項分布$B(n, p)$という確率モデルで表すことができることを説明した。当たりの枚数Xの実現値は0，1，$\cdots$，nのように離散的な値であった。このように，実現値が離散値であるようなXを特に**離散型確率変数**と言う。これに対して，本章では**連続型確率変数**について説明する。連続型確率変数の実現値はある区間内の任意の連続値であり，実現値が「ある1つの値」をとる確率は0である。よって，実現値の各値に対する確率を求めることはできない。そこで，実現値が「ある範囲の値」をとる確率を考える。

6歳男児の全数調査に基づく身長データの密度分布のヒストグラムを異なる階級幅で描いた図が図5.1である。図中の折れ線は，ヒストグラムの各階級の中央を繋いだグラフである。縦軸の目盛は密度（相対度数÷階級幅）であり，ヒストグラムの階級の面積が相対度数を意味し，全ての階級の面積和が1となっている。ヒストグラムにおいて「110 cm〜120 cmの割合」は，灰色部分の階級の面積和である。階級幅を図5.1(D)のように階級の区切りが見えないほど細かくしたときに見える滑らかな関数を**確率密度関数**と言う。身長xにおける確率密度関数の値を$f(x)$とすれば，「110 cm〜120 cmの割合」は，確率密度関数のグラフの下の部分で110 cm〜120 cm範囲の面積として，次の定積分で計算される。

$$\int_{110}^{120} f(x)\,dx$$

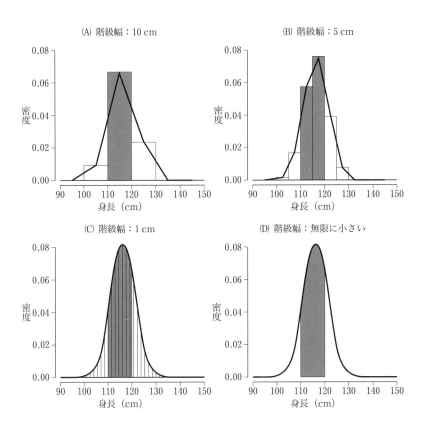

図5.1 連続値データに対するヒストグラムの階級幅を小さくしたときに見える分布形

一般的に書けば，連続型確率変数Xの実現値xがある区間の値をとる確率は

$$P(a \leq X \leq b) = \int_a^b f(x)\,dx$$

で計算される。連続型確率変数では，実現値が「ある1つの値」をとる確率は0であることから

$$P(a \leq X \leq b) = P(a < X \leq b) = P(a \leq X < b) = P(a < X < b)$$

が成り立ち，確率を求める値の区間の不等号（＜または≦）はどの場合でも同じ確率である。確率変数の実現値がある値以下である確率$F(c) = P(X \leq c)$は確率分布関数とよばれ，次式で計算される。

$$F(c) = P(X \leq c) = \int_{-\infty}^{c} f(x)\,dx$$

これより，確率分布関数を用いて

5.1 連続値データの確率分布

$$P(a \leqq X \leqq b) = F(b) - F(a)$$

で表される。また，確率密度関数$f(x)$の性質として，どんな値xに対しても$f(x) \geqq 0$であり

$$P(-\infty < X < \infty) = \int_{-\infty}^{\infty} f(x)dx = 1$$

が成り立つ。このことから

$$P(X \geqq c) = 1 - F(c)$$

という関係が成り立つ。離散型確率変数では，確率変数Xの実現値xに対する確率関数$P(X=x)$の対応関係を確率分布と説明したように，連続型確率変数では，確率変数Xに対する確率密度関数$f(x)$の対応を確率分布とよぶ。連続型確率変数Xの期待値（平均）と分散は，確率密度関数$f(x)$に関する積分を用いて計算される。

$$E(X) = \int_{-\infty}^{\infty} xf(x)dx, \qquad V(X) = \int_{-\infty}^{\infty} \{x - E(X)\}^2 f(x)dx$$

連続型確率変数Xは，連続値の実現値xに対して確率密度関数$f(x)$が対応

確率の計算：

$$P(a \leqq X \leqq b) = \int_a^b f(x)dx$$

確率密度関数$f(x)$の性質：

$$f(x) \geqq 0, \qquad P(-\infty < X < \infty) = \int_{-\infty}^{\infty} f(x)dx = 1$$

期待値と分散：

$$E(X) = \int_{-\infty}^{\infty} xf(x)dx, \qquad V(X) = \int_{-\infty}^{\infty} \{x - E(X)\}^2 f(x)dx$$

5.2 正規分布

ここでは，連続型確率変数で重要な確率分布である**正規分布**について説明する。正規分布とは，確率密度関数 $f(x)$ が

$$f(x) = \frac{1}{\sqrt{2\pi\sigma^2}} e^{-\frac{(x-\mu)^2}{2\sigma^2}}$$

で表される確率分布である。x に対する正規分布の確率密度関数の値は，μ と σ^2 の2つのパラメータによって決まるので，$N(\mu, \sigma^2)$ という記号で表す。この2つのパラメータは，正規分布 $N(\mu, \sigma^2)$ に従う確率変数 X に対する期待値 $E(X)=\mu$ と分散 $V(X)=\sigma^2$ に対応しているので，μ を平均パラメータ，σ^2 を分散パラメータとよび，$N(\mu, \sigma^2)$ を平均 μ・分散 σ^2 の正規分布とよぶ。特に，平均0・分散1の正規分布 $N(0, 1^2)$ のことを**標準正規分布**とよぶ。図5.2は，正規分布 $N(\mu, \sigma^2)$ の確率分布の概形を描いた図である。正規分布は，平均 μ を頂上とした左右対称の山形をした分布形をしている。また，平均 μ を中心に標準偏差の倍数の範囲の確率は，図5.2の下部のようになっている。

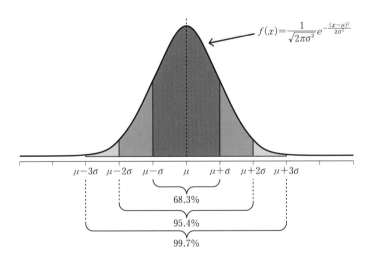

図5.2　$N(\mu, \sigma^2)$ の確率分布の概略図

正規分布の分布形は，μ と σ^2 の値によって様々な形を示す。図5.3は，様々な正規分布に対する確率密度関数のグラフを描いた図である。左図からは，σ^2 の値が同じで μ の値が変わる場合，全体が平行移動した分布形を示すことが分かる。右図からは，μ の値が同じで σ^2 の値が変わる場合，σ^2 の値が小さいと μ を中心に

狭い範囲で尖った山形の分布形，σ^2の値が大きいとμを中心に広い範囲でなだらかな山形の分布形を示すことが分かる。

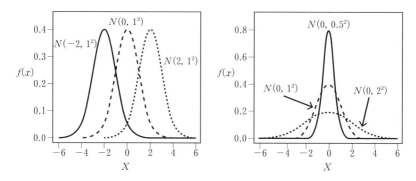

図5.3　様々な正規分布の分布形

正規分布に従う確率変数Xに対する一次変換$aX+b$も正規分布に従うことが数学的に証明されており，次のことが成り立つ。

> Xが正規分布$N(\mu, \sigma^2)$に従うとき，$aX+b$は正規分布$N(a\mu+b, a^2\sigma^2)$に従う。特に，$Z=\dfrac{X-\mu}{\sigma}$のような変換を**標準化**といい，Zは標準正規分布$N(0, 1^2)$に従う。

5.3　正規分布の確率計算

確率密度関数が$f(x)$である連続型確率分布における確率の計算は，実現値が「ある範囲の値」をとる確率として，$f(x)$の定積分から計算された。ここでは，確率分布が正規分布である場合の様々な確率の計算法について説明する。

課題で求める確率は，図5.4に示す領域の面積であり，数学的には正規分布$N(116, 5^2)$の確率密度関数に関する次の定積分で計算される。

$$P(110 \leqq X \leqq 120) = \int_{110}^{120} \frac{1}{\sqrt{2\pi \times 5^2}} e^{-\frac{(x-116)^2}{2 \times 5^2}} dx$$

このような定積分を計算するには，Excelなどのパソコンソフトによる方法と，**標準正規分布表**という数値表を利用する方法がある。ここでは，まず数値表を利用した方法について説明する。

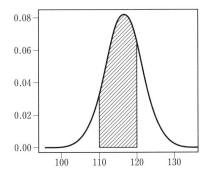

図5.4　$N(116, 5^2)$ に対する確率 $P(110 \leq X \leq 120)$

5.3.1 標準正規分布の確率計算

　ここでは，標準正規分布 $N(0, 1^2)$ に従う確率変数 Z に関する様々な確率の計算法について説明する。巻末付録にある標準正規分布表は，様々な値 c に対する確率分布関数 $F(c) = P(Z \leq c)$ の値の小数第5位を四捨五入してまとめた数値表である。値 c の小数第1位までの値（縦方向）と小数第2位の値（横方向）が交差する値が $F(c) = P(Z \leq c)$ の定積分の値である。標準正規分布は平均0で左右対称な分布形であり，$c \geq 0$ に対して $P(Z \leq -c) = P(Z \geq c) = 1 - P(Z \leq c)$ が成り立つので，数値表は $c \geq 0$ の場合についてのみ掲載されている。

例題 5.1

　標準正規分布 $N(0, 1^2)$ に従う確率変数 Z に対して次の確率を標準正規分布表を用いて求めよ。

(1)　$P(Z \leq 1)$ 　　　　　　　(2)　$P(Z \geq 2)$

(3)　$P(Z \leq -1)$ 　　　　　 (4)　$P(-1 \leq Z \leq 2)$

(解説)
(1) 数値表から，$P(Z \leqq 1) = 0.8413$
(2) $P(Z \geqq 2) = 1 - P(Z \leqq 2)$ であり，数値表から，$P(Z \leqq 2) = 0.9772$
したがって，$P(Z \geqq 2) = 1 - 0.9772 = 0.0228$

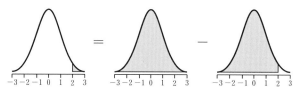

(3) 標準正規分布 $N(0, 1^2)$ の確率密度関数は0で左右対称なので，ある値 $c \geqq 0$ に対して，$P(Z \geqq c) = P(Z \leqq -c)$ が成り立つ。これを用いて
$P(Z \leqq -1) = P(Z \geqq 1) = 1 - P(Z \leqq 1) = 1 - 0.8413 = 0.1587$

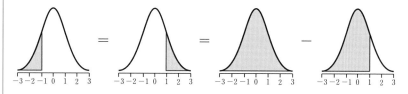

(4) $P(-1 \leqq Z \leqq 2) = P(Z \leqq 2) - P(Z \leqq -1) = 0.9772 - 0.1587 = 0.8185$

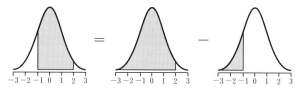

5.1 練習問題

標準正規分布 $N(0, 1^2)$ に従う確率変数 Z に対して，次の確率を標準正規分布表を用いて求めよ。

(1) $P(Z \geqq 1.65)$ (2) $P(-1.96 \leqq Z \leqq 1.96)$

5.3.2 正規分布の確率計算

ここでは，標準正規分布ではない正規分布の場合の確率の計算法について説明する。まず，正規分布 $N(\mu, \sigma^2)$ に従う確率変数 X に対する確率 $P(X \leqq c)$ の計算を行う。5.2節で説明したように，正規分布 $N(\mu, \sigma^2)$ に従う確率変数 X に対し，標準化した確率変数 $Z = \dfrac{X-\mu}{\sigma}$ は標準正規分布 $N(0, 1^2)$ に従った。これより

$$P(X \leqq c) = P\left(\frac{X-\mu}{\sigma} \leqq \frac{c-\mu}{\sigma}\right) = P(Z \leqq z_c)$$

が成り立つ。ただし，$z_c = \dfrac{c-\mu}{\sigma}$ とする。上式より，正規分布 $N(\mu, \sigma^2)$ に従う確率変数 X の確率は，標準正規分布 $N(0, 1^2)$ に従う確率変数 Z の確率に置き換わり，右辺の $P(Z \leqq z_c)$ は，標準正規分布表から求めることができる。

例題 5.2

正規分布 $N(50, 10^2)$ に従う確率変数 X に対して，次の確率を標準正規分布表を用いて求めよ。

(1) $P(X \leqq 60)$ (2) $P(X \geqq 70)$
(3) $P(X \leqq 40)$ (4) $P(40 \leqq X \leqq 70)$

(解説)

確率変数 X を標準化した確率変数を $Z = \dfrac{X-\mu}{\sigma}$ とすると，確率変数 Z は標準正規分布 $N(0, 1^2)$ に従う。

(1) $P(X \leqq 60) = P\left(\dfrac{X-50}{10} \leqq \dfrac{60-50}{10}\right) = P(Z \leqq 1) = 0.8413$

ただし，$P(Z \leqq 1)$ の値は数値表から求める。

(2) $P(X \geqq 70) = P\left(\dfrac{X-50}{10} \geqq \dfrac{70-50}{10}\right) = P(Z \geqq 2) = 0.0228$

ただし，$P(Z \geqq 2)$ の計算は例題5.1(2)と同様である。

(3) $P(X \leqq 40) = P\left(\dfrac{X-50}{10} \leqq \dfrac{40-50}{10}\right) = P(Z \leqq -1) = 0.1587$

ただし，$P(Z \leqq -1)$ の計算は例題5.1(3)と同様である。

(4) $P(40 \leqq X \leqq 70) = P\left(\dfrac{40-50}{10} \leqq \dfrac{X-50}{10} \leqq \dfrac{70-50}{10}\right) = P(-1 \leqq Z \leqq 2)$
$= 0.8185$

ただし，$P(-1 \leqq Z \leqq 2)$ の計算は例題5.1(4)と同様である。

5.2 練習問題

標準正規分布$N(50, 10^2)$に従う確率変数Xに対して，次の確率を標準正規分布表を用いて求めよ．

(1) $P(X \geqq 66.5)$　　　　(2) $P(30.4 \leqq X \leqq 69.6)$

5.3.3 正規分布の確率計算〜Excelを用いた方法

標準正規分布表を用いた正規分布の確率計算は，パソコンソフト等を使わなくても計算ができるため，長く一般的に使われてきた．近年では，多くの人がExcel等のパソコンソフトを利用できる環境にあるため，ここではExcelを用いた確率計算について簡単に説明する．

標準正規分布$N(0, 1^2)$に従う確率変数Zに対する確率$P(Z \leqq c)$をExcelで計算するにはNORMSDIST(c)とすれば良い．

例題 5.3

正規分布$N(0, 1^2)$に従う確率変数Zに対して，次の確率をExcelのNORMSDIST関数を用いて求め，小数第4位まで求めよ．

(1) $P(Z \leqq 1)$　　　　(2) $P(Z \geqq 2)$
(3) $P(Z \leqq -1)$　　　(4) $P(-1 \leqq Z \leqq 2)$

(解説)
(1) NORMSDIST(1)の結果から
$$P(Z \leqq 1) \approx 0.8413$$
(2) $P(Z \geqq 2) = 1 - P(Z \leqq 2)$なので，1-NORMSDIST(2)の結果から
$$P(Z \geqq 2) \approx 0.0228$$
(3) NORMSDIST(-1)の結果から
$$P(Z \leqq -1) \approx 0.1587$$
(4) $P(-1 \leqq Z \leqq 2) = P(Z \leqq 2) - P(Z \leqq -1)$より
NORMSDIST(2)-NORMSDIST(-1)の結果から
$$P(-1 \leqq Z \leqq 2) \approx 0.8186$$
例題5.2(4)と値が若干異なるのは，丸め誤差のためである．

5.3 練習問題

標準正規分布 $N(0, 1^2)$ に従う確率変数 Z に対して，次の確率を Excel の NORMSDIST 関数を用いて求め，小数第4位まで答えよ．

(1) $P(Z \geq 1.65)$　　　　(2) $P(-1.96 \leq Z \leq 1.96)$

正規分布 $N(\mu, \sigma^2)$ に従う確率変数 X に対する確率 $P(X \leq c)$ についても，前節と同様に標準化することで計算することができる．Excel には，確率 $P(X \leq c)$ を直接計算する関数として NORMDIST$(c, \mu, \sigma, 1)$ もあり，平均 μ と標準偏差 σ（分散 σ^2 の平方根）を合わせて入力することで計算できる．

例題 5.4

正規分布 $N(50, 10^2)$ に従う確率変数 X に対して，次の確率を Excel の NORMDIST 関数を用いて求め，小数第4位まで求めよ．

(1) $P(X \leq 60)$　　　　(2) $P(X \geq 70)$
(3) $P(X \leq 40)$　　　　(4) $P(40 \leq X \leq 70)$

（解説）
(1) NORMDIST(60, 50, 10, 1) の結果から
$$P(X \leq 60) \approx 0.8413$$
(2) $P(X \geq 70) = 1 - P(X \leq 70)$ より，1−NORMDIST(70, 50, 10, 1) の結果から
$$P(X \geq 70) \approx 0.0228$$
(3) NORMDIST(40, 50, 10, 1) の結果から
$$P(Z \leq 40) \approx 0.1587$$
(4) $P(40 \leq X \leq 70) = P(X \leq 70) - P(X \leq 40)$ より，
NORMDIST(70, 50, 10, 1) − NORMDIST(40, 50, 10, 1) の結果から
$$P(40 \leq X \leq 70) \approx 0.8186$$
例題 5.2(4) と値が若干異なるのは，丸め誤差のためである．

5.4 練習問題

正規分布 $N(50, 10^2)$ に従う確率変数 X に対して，次の確率を Excel の NORMSDIST 関数を用いて求め，小数第4位まで求めよ。

(1) $P(X \geq 66.5)$　　　　　　　　(2) $P(30.4 \leq X \leq 69.6)$

5.3.4 標準正規分布で重要な確率

　ここまで，正規分布の確率計算について詳しく説明してきた。第4章で説明した仮説検定における有意水準で用いた5％や1％，区間推定で登場した95％や99％という確率は重要な確率の値である。ここでは，標準正規分布で重要な確率について説明する。図5.5は，標準正規分布で重要な確率を図で示したものである。標準正規分布 $N(0, 1^2)$ に従う確率変数 Z に対して
(A)は
$$P(|Z| \geq 1.96) = P(Z \leq -1.96) + P(Z \geq 1.96) = 0.05$$
であることを意味する。(A)のように，分布の両裾の確率和がある特定の値となる区切りの点を**両側パーセント点**とよぶ。(A)では，分布の両裾の確率和が0.05となる区切りの点である1.96は標準正規分布の**両側5％点**とよばれる。
(B)は
$$P(|Z| \geq 2.58) = P(Z \leq -2.58) + P(Z \geq 2.58) = 0.01$$
を意味し，2.58は標準正規分布の**両側1％点**である。
(C)および(D)は
$$P(Z \geq 1.65) = 0.05, \qquad P(Z \geq 2.33) = 0.01$$
を意味する。(C)と(D)のように，分布の右裾の面積がある特定の確率となる区切りの点を**上側パーセント点**とよぶ。1.65と2.33はそれぞれ標準正規分布の**上側5％点**と**上側1％点**である。

標準正規分布 $N(0, 1^2)$ に従う確率変数 Z に対して
- $P(|Z| \geq c) = \alpha$ を満たす点 c を両側 100α ％点
  両側5％点：1.96，両側1％点：2.58
- $P(Z \geq c) = \alpha$ を満たす点 c を上側 100α ％点
  上側5％点：1.65，上側1％点：2.33

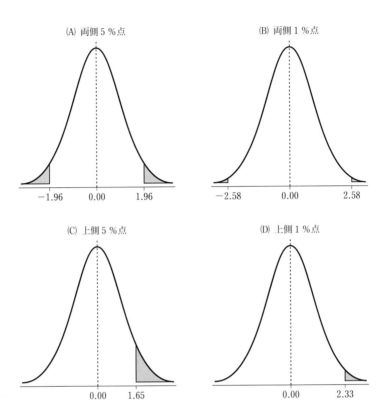

図5.5 標準正規分布で重要な確率とそのパーセント点

📝 課題の解決

6歳男児の身長 X が平均 $116\,\text{cm}$・標準偏差 $5\,\text{cm}$ の正規分布 $N(116,\ 5^2)$ に従うとき，身長が $110\,\text{cm}$〜$120\,\text{cm}$ である確率 $P(110 \leq X \leq 120)$ を求める。

<u>標準正規分布表による計算法</u>

標準化した $Z = \dfrac{X - 116}{5}$ は標準正規分布 $N(0,\ 1^2)$ に従うことから

$$P(110 \leq X \leq 120) = P\left(\dfrac{110-116}{5} \leq \dfrac{X-116}{5} \leq \dfrac{120-116}{5}\right)$$
$$= P(-1.2 \leq Z \leq 0.8)$$

また，$P(-1.2 \leq Z \leq 0.8) = P(Z \leq 0.8) - P(Z \leq -1.2)$ であり，標準正規分布表から $P(Z \leq 0.8) = 0.7881$，$P(Z \leq -1.2) = P(Z \geq 1.2) = 1 - P(Z \leq 1.2)$ であり，標準正規分布表から $P(Z \leq 1.2) = 0.8849$ なので，$P(Z \leq -1.2) = 0.1151$。これより，$P(-1.2 \leq Z \leq 0.8) = 0.7881 - 0.1151 = 0.6730$。したがって，身長が $110\,\text{cm}$〜$120\,\text{cm}$ の男児の占める割合は $0.6730\,(67.3\%)$ である。

<u>Excelによる計算法</u>

$P(110 \leq X \leq 120) = P(X \leq 120) - P(X \leq 110)$ より，Excel の NORMDIST 関数を用いて次のように計算する。

$$\text{NORMDIST}(120,\ 116,\ 5,\ 1) - \text{NORMDIST}(110,\ 116,\ 5,\ 1)$$

これより，$P(110 \leq X \leq 120) = 0.6730$ が得られ，身長が $110\,\text{cm}$〜$120\,\text{cm}$ の男児の占める割合は $0.6730\,(67.3\%)$ であることが分かる。

✔ 理解の確認ポイント | Point

- ☐ 離散型確率変数と連続型確率変数の区別
- ☐ 確率密度関数の定義と性質
- ☐ 正規分布の分布形の特徴
- ☐ 正規分布に関する様々な確率の計算法
- ☐ 標準正規分布で重要な確率とそのパーセント点

5.5 演習問題

ある地域の成人男性の身長の分布は，平均身長170 cm・標準偏差5 cmの正規分布に従っているとする。このとき，次の問いに答えよ。

(1) 身長が160 cm以上175 cm以下の成人男性は全体の何％か。
(2) 身長が180 cmの成人男性は身長の高い方から何％か。
(3) 身長が高い方から5％である成人男性の身長は何cmか。

> **コラム　偏差値と正規分布**
>
> 　数学（平均50点・標準偏差5点）のテストで60点，国語（平均点60点・標準偏差10点）のテストで70点だったとき，どちらのテストの方が良い成績であるかは，素点を比較するだけでは分からない。何故ならば，平均が違えばテストの難易度も違うからである。素点ではなく，平均からの差で比較してみると，数学が10点，国語が10点なので，成績はどちらも同じに見える。しかし，平均からの差では，点数のばらつき（標準偏差）の違いを考えていないので不十分である。このように，得点の分布形が異なる科目間で成績を比較するには注意が必要である。仮に，数学のテストの得点が平均50点・標準偏差5の正規分布 $N(50, 5^2)$，国語のテストの得点が平均60点・標準偏差10点の正規分布 $N(60, 10^2)$ に従うとすれば，正規分布の確率の計算から各得点が上位何％かを知ることができる。そのために，まず得点の標準化を行う。数学の得点を標準化すると $\frac{60-50}{5} = 2$ であり，標準正規分布表を用いて $P(Z \geq 2) = 0.0228$ が求められる。つまり，数学の60点は上位2.28％である。同様に，国語の得点を標準化すると $\frac{70-60}{10} = 1$，$P(Z \geq 1) = 0.1587$ であることから，国語の70点は上位15.87％である。平均・標準偏差が異なる場合には，素点ではなく標準化した値を比較することで成績の比較ができる。受験生にとってなじみ深い偏差値は，標準化した値を100点満点のテストの得点に似た値にするため，平均50・標準偏差10となるように「偏差値 = 50 + 10 × 標準化した値」で変換した値である。

【参考文献】

- 浅野晃「統計学の考え方」プレアデス出版，2008.
- 田中勝人「統計学」新世社，1998.
- 涌井良幸・涌井貞美「統計処理ポケットリファレンス」技術評論社，2013.

第6章 母集団の分布を調べる～標本平均の分布と平均の推定・検定

Key WORD	母集団，標本，標本平均，標本の偏り，無作為抽出，正規分布，t分布
この章の目的	本章では，母集団の分布が正規分布であることを前提として，標本から母集団の平均に対する推定方法や検定方法について学ぶ。標本調査では，抽出した標本から計算される平均の値はばらついてしまう。そのため，この標本平均の分布を考慮しながら，母集団の平均の推測を行う必要がある。ここでは，その原理を身につけることが大切である。
この章の課題	成人男性の1日の歩数の分布を調べるために，40代の男性100人を調査したところ平均歩数が11180歩で，標準偏差が4190歩であった。この結果に基づいて，一般的な40代の男性の歩数の平均を予想したい。

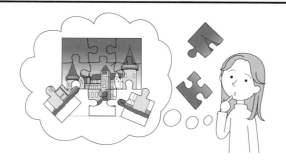

6.1 母集団と標本

　この課題のように，一般的な集団（成人男性）におけるある量（1日の歩数）の分布を把握することはいろいろな調査の基本となるものである。しかし，本来の調査目的である集団が非常に大きな場合には，全員を対象に調査することは難しい。そのため，全員を調べるのではなく，その中の一部の人たちを調べることによって，集団の分布を予想することが必要となる。このとき，本来の調査目的の集団

を**母集団**，母集団の一部で実際に調査する集団を**標本**とよぶ．また，標本として選ばれた個体の数を**標本サイズ**と言う．

ここでは，標本を使って母集団のある特性の平均値を予想する問題を考える．母集団の平均を，調査によって得られた標本の平均を使って予想することは自然であろう．この標本での平均値を，今後，単に**標本平均**とよぶことにする．標本はあくまで母集団の一部であるから，標本平均を求めても必ずしも母集団の平均と一致するわけではない．しかし，できるだけ母集団の平均値に近い値が得られるような工夫をすることが大切である．その際に最も気をつけなければいけないことは，選んだ標本が，母集団の中の特殊な集団とならないように気をつけることである．例えば，40代の男性全体を母集団と考えたときに，室内での仕事が多いビジネスマンだけを標本として選んだり，逆に外を歩き回る営業職の人だけを標本として選んだりすると，標本平均は母集団の平均とは大きく異なることは容易に予想できるであろう．このような場合に，標本に**偏り**があると言う．上の例のような標本の偏りが生じないように気をつけていても，無意識のうちに特殊な集団を標本として選んでしまう場合もある．例えば，電話による調査を実施する場合に，電話に出た人だけを調査対象にすると，家族の中で電話に出やすい人を対象としてしまうため，調査対象者に偏りが生じることになる．標本を使って母集団を予想する場合には，このような標本の偏りが生じないように，様々な角度からチェックをする必要がある．

理想的には，母集団のすべての個体が標本として選ばれる確率が等しくすることができれば，標本に偏りが生じない．このような標本の選び方を無作為抽出と言う．6.2以降では，標本がこのように無作為抽出で選ばれたものとして考えていくことにする．

6.2 標本平均の分布

標本を無作為に抽出したとしても，もちろん標本の平均が母集団の平均と必ず一致するわけではない。そこで，無作為抽出を行った場合に，標本の平均値がどのようにばらつくのかをシミュレーションを使って調べてみよう。

まず，母集団のある特性の分布が，平均が12000で標準偏差が3500の正規分布であると考える。そこで，上の分布に従うような乱数を，コンピュータを用いて発生させて10000人分のデータを準備する。図6.1はこのデータの

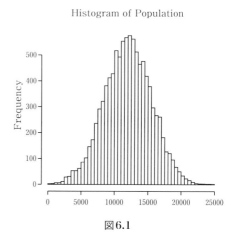

図6.1

ヒストグラムである。このデータの平均は12003で，標準偏差は3542である。このデータを母集団と考えることにする。

この中から無作為に標本を選んだときの標本平均の分布を調べてみよう。標本サイズの影響も考えるために，標本サイズが50の場合と100の場合の2つの場合について，シミュレーション実験を行った。2つの場合について，与えられた標本サイズの標本を500回抽出し，それぞれの標本平均のヒストグラムを，図6.2で与えている。このヒストグラムを見ると分かるように，標本サイズが50の場合には，標本平均は10000～14000の間に分布しており，標本サイズを100とすると，もっと12000の周辺に集中していることが分かる。500個の値の平均と標準偏差を計算すると，標本のサイズが50の場合には，平均12029，標準偏差は523であり，標本サイズが100の場合には，平均11991，標準偏差は358である。どちらも平均は12000に近い値を示しているが，標準偏差については標本サイズが100の場合の方が小さくなっていることが分かるであろう。

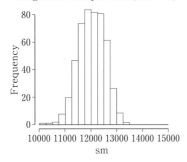
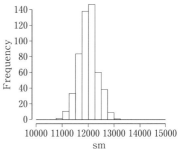

図6.2

母集団が正規分布の場合の標本平均の分布については数学的に求めることができ，次のことが成り立つことが分かっている。

<標本平均の分布>

> 母集団が平均μ，分散σ^2の正規分布とする。この母集団から無作為に標本サイズnの標本を抽出したときの標本平均の分布は，平均μ，分散$\dfrac{\sigma^2}{n}$の正規分布となる。

このことから，標本サイズが大きくなれば，標本平均の分布の平均は母集団の平均と一致し，分散は減少するので，標本平均が母集団の平均の近くに集中していくことが分かる。この標本平均の分布の導出についてはかなり数学的な準備を必要とするため，詳しくは章末参考文献：前園(2009)を参照してほしい。

 6.1

母集団が平均12000，分散3500^2の正規分布とする。このとき，標本サイズ100の標本平均の分布を求めよ。
（解説）
標本平均の分布の性質より，標本平均の分散は$\dfrac{3500^2}{100}=350^2$となる。
よって，標本平均の分布は，平均12000，分散350^2の正規分布となる。

上のシミュレーション結果では，標本サイズが100のときの標本平均の標準偏差は358であった。この結果は，例題6.1の結果とほぼ一致していることが分か

る。

 6.1 練習問題

母集団が平均50，分散100の正規分布とする。このとき，標本サイズ400の標本平均の分布を求めよ。

6.3 平均の信頼区間の構成（母集団の分散が分かっている場合）

母集団の分布が正規分布であると仮定すると，母集団から無作為に標本を抽出したとき，標本平均は母集団の平均に近い値をとることが分かった。しかし，標本平均が母集団の平均と一致するわけではない。そのため，母集団の平均がどのあたりに位置するのかを，信頼区間を用いて示されることが多い。この信頼区間も標本平均の分布を用いて構成することができる。標本平均を $\overline{X}$ とすると，$\overline{X}$ の分布は平均 μ，分散 $\dfrac{\sigma^2}{n}$ の正規分布であることから，$\overline{X}$ を平均と分散で標準化すると

$$\frac{\overline{X}-\mu}{\dfrac{\sigma}{\sqrt{n}}}$$

の分布が標準正規分布になる。標準正規分布では，0に近い値をとることが多く，絶対値が1.96以下の値をとる確率が95％となる，という性質がある。このことから

$$-1.96 \leq \frac{\overline{X}-\mu}{\dfrac{\sigma}{\sqrt{n}}} \leq 1.96$$

が成り立つ確率が95％であることが分かる。ここで，推定したい母集団の平均 μ に関する不等式として書き直すと

$$\overline{X} - 1.96\frac{\sigma}{\sqrt{n}} \leq \mu \leq \overline{X} + 1.96\frac{\sigma}{\sqrt{n}}$$

と変形することができる。このような μ の範囲を95％信頼区間とよぶ。ただし，ここでは母集団の標準偏差 σ が分かっているものという前提で構成している。

信頼区間の形を見ると，母集団の平均 μ が確率的にばらつくような印象を受けるが，実際には標本ごとに信頼区間の方が変化をしており，本来の μ の値を含む

ような信頼区間が得られる確率が95％であることを意味している。

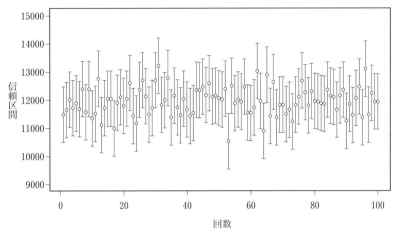

図6.3 シミュレーションでの信頼区間

図6.3は，6.1節で行ったシミュレーションと同じ母集団を用いて，標本サイズ50の標本を繰り返し100回抽出して，それぞれの95％信頼区間を図示したものである。縦の線がそれぞれ信頼区間を表している。このように標本ごとに，信頼区間が上下に変化していることが分かる。また，母集団の平均である12003を含んでいる信頼区間は100回中94回であり，その割合は95％に近い値となっている。母集団の平均の95％信頼区間が標本ごとに変化している点をしっかり確認しておこう。

 例題 6.2

母集団の分布が正規分布であると仮定する。この母集団から，標本サイズ100の標本を無作為に抽出したところ，標本の平均が62であった。母集団の分散が225であると仮定して95％信頼区間を求めよ。

（解説）
$\overline{X} = 62$, $n = 100$, $\sigma^2 = 15^2$ であるから

$$\overline{X} - 1.96 \frac{\sigma}{\sqrt{n}} = 62 - 1.96 \times \frac{15}{10} = 59.06$$

$$\overline{X} + 1.96 \frac{\sigma}{\sqrt{n}} = 62 + 1.96 \times \frac{15}{10} = 64.94$$

となる。
よって，95％信頼区間は，59.1以上64.9以下となる。

6.2 練習問題

母集団の分布が正規分布であると仮定する。この母集団から，標本サイズ400の標本を無作為に抽出したところ，標本の平均が50であった。母集団の分散が100であると仮定して95％信頼区間を求めよ。

6.4 平均の信頼区間の構成（母集団の分散が分かっていない場合）

6.3節では，母集団の分散が分かっているという前提で話を進めてきた。しかし，現実的には，母集団の平均の値が分からないのに，分散が分かっているという状況は考えにくい。そのため，分散も標本から推定するのが一般的である。そのとき用いられる分散の推定量は

$$\widehat{\sigma}^2 = \frac{1}{n-1}\{(X_1-\overline{X})^2+(X_2-\overline{X})^2+\cdots+(X_n-\overline{X})^2\}$$

である。データの分散を考える場合には，$n-1$で割るかわりにnで割るのが一般的であるが，母集団の分散を推定する際にはこの値が用いられる。$\widehat{\sigma}^2$の分布の平均がσ^2となることから，$\widehat{\sigma}^2$は**不偏分散**とよばれる。

例題 6.3

母集団の分布が正規分布であると仮定する。この母集団から，標本サイズ10の標本を選んだところ，次のような結果が得られた。

$$45,\ 35,\ 50,\ 42,\ 55,\ 63,\ 44,\ 53,\ 44,\ 49$$

このとき，標本平均と分散の推定値を求めよ。

（解説）

標本平均$\overline{X}$は48であるから，分散の推定値は

$$\frac{(45-48)^2+(35-48)^2+\cdots+(49-48)^2}{10-1} = \frac{550}{9} = 61.1$$

となる。

このように，標本から母集団の分散を推定して，6.2節で求めた信頼区間の分散のところにそれを代入することで，母集団の平均の信頼区間を計算することができる。しかし，厳密には，この信頼区間が母集団の平均を含んでいる確率は95％よりも小さくなる。それは，分散の推定値を$\widehat{\sigma}^2$としたときに

$$t = \frac{\overline{X} - \mu}{\frac{\hat{\sigma}}{\sqrt{n}}}$$

の分布が標準正規分布にならないからである．この統計量 t の分布は**スチューデントの t 分布**あるいは単に **t 分布**とよばれている（前園（2009）を参照）．このスチューデントの t 分布を求めるには数学的な準備をかなり必要とするのでここでは省略するが，この分布は標本サイズ n によって異なっており，標本サイズが n のときの t の分布は，自由度 $n-1$ の t 分布[1]とよばれている．t 分布の密度関数は図6.4のようになる．

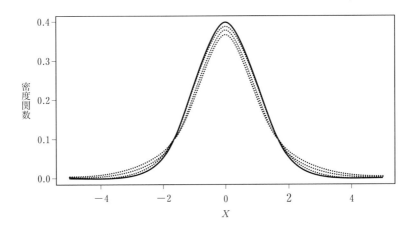

図6.4 t 分布の密度関数と標準正規分布の密度関数

この t 分布については，次のことを確認しておこう．

○ 自由度によって分布が異なっている．

○ 自由度 k の t 分布の平均は0で，分散は $\frac{k}{k-2}$ である．

○ 標準正規分布に近い形をしているが，すこし分散が大きく，絶対値が大きな値をとりやすい．

○ 自由度が大きくなるにしたがって，標準正規分布に近づく傾向がある．

標本平均の信頼区間を構成するときには，t 分布において，その値よりも大き

---

[1] 標本サイズと自由度の値が1ずれているが，これは分散の推定量において $n-1$ で割っていることと関連している．

な値が得られる確率が2.5％であるような点が必要である。このような点をt分布の上側2.5％点といい，自由度kの場合の値を$t(k, 0.025)$と表す。自由度が10のときのt分布の上側2.5％点は$t(10, 0.025)=2.23$で，自由度が20のときには$t(20, 0.025)=2.09$となり，自由度が大きくなるにつれてだんだん小さくなり，正規分布の場合の1.96に近づいていく。

具体的に，t分布の上側2.5％点を求めるにはコンピュータで計算をする必要がある。例えば，Microsoft Excelではこの値を求める関数が準備されており，自由度kのt分布の上側2.5％点を求めるときには，TINV(k, 0.05)と入力すれば良い。このとき，0.025ではなくその2倍の0.05が用いられている点に注意しておこう。

さて，このようにt分布の上側2.5％点が分かれば，母集団が正規分布であると仮定したときに，母集団の平均に対する95％信頼区間は，次のような形となる。

母集団平均に対する95％信頼区間

$$\overline{X} - t(n-1, 0.025)\frac{\hat{\sigma}}{\sqrt{n}} \leqq \mu \leqq \overline{X} + t(n-1, 0.025)\frac{\hat{\sigma}}{\sqrt{n}}$$

6.4

母集団から無作為に標本サイズ50の標本を抽出したところ，その標本の平均が62で分散の推定値が200であった。母集団が正規分布だと仮定して，母集団の平均の95％信頼区間を求めよ。

（解説）

$\overline{X}=62$, $n=50$, $\hat{\sigma}^2=200$ であり，$t(49, 0.025)=2.01$であるから

$$\overline{X} - t(49, 0.025)\frac{\hat{\sigma}}{\sqrt{n}} = 62 - 2.01 \times \sqrt{\frac{200}{50}} = 57.98$$

$$\overline{X} + t(49, 0.025)\frac{\hat{\sigma}}{\sqrt{n}} = 62 + 2.01 \times \sqrt{\frac{200}{50}} = 66.02$$

となり，95％信頼区間は58.0以上66.0以下となる。

6.5 母集団の平均に対する検定

前節では,母集団の平均に対する95%信頼区間の構成を取り扱った。この中で,母集団の平均に対する推定量$\overline{X}$の分布について調べたが,この結果を用いることで,母集団の平均に対する検定を構成することができる。例えば,ある地域の子供たちの体力が落ちていることが懸念され,それを調べるために毎年4月に行われる体力測定の結果を分析するという状況を考えよう。ある中学校の3年生男子120人の握力を調べたところ,平均は37.0kgで全国平均38.7kg(平成25年度全国運動能力調査の結果)よりも低い値であった。この結果から,この中学校の3年生の男子は統計的に全国平均よりも握力が小さいことが言えるかどうかを調べよう。120人の結果を,平均38.7,分散σ^2の正規分布に従う母集団からの標本と仮定しよう。このとき,標本平均$\overline{X}$の分布は,平均38.7,分散$\dfrac{\sigma^2}{120}$の正規分布となる。不偏分散$\widehat{\sigma^2}$を求めると39.38であるから,分散σ^2を不偏分散$\widehat{\sigma^2}$で推定し,$\overline{X}$を標準化した値は

$$\frac{\overline{X}-38.7}{\sqrt{\dfrac{\widehat{\sigma^2}}{120}}} = \frac{37.0-38.7}{\sqrt{\dfrac{39.38}{120}}} = -2.96$$

となる。ここで,帰無仮説:$\mu=38.7$,対立仮説:$\mu\neq38.7$の検定を考える。平均の信頼区間を考えた場合と同様に,$\overline{X}$を標準化したものの分布は自由度119のt分布となる。自由度119のt分布の上側2.5%点は1.98であるから,標準化した値の絶対値は,この上側2.5%よりも大きいので,帰無仮説は棄却される。よって,この中学校の3年生男子の握力は,全国平均よりも小さいことが有意水準5%で示されたことになる。

<母平均の検定>

標本サイズnの標本の平均を$\overline{X}$,不偏分散を$\widehat{\sigma^2}$とするとき,帰無仮説:$\mu=\mu_0$,対立仮説:$\mu\neq\mu_0$の有意水準αの検定では,

$$\left|\frac{\overline{X}-\mu_0}{\sqrt{\dfrac{\widehat{\sigma^2}}{n}}}\right| > t(n-1,\ 0.025) \text{ のとき,帰無仮説を棄却する}$$

$$\left|\frac{\overline{X}-\mu_0}{\sqrt{\dfrac{\widehat{\sigma^2}}{n}}}\right| \leq t(n-1,\ 0.025) \text{ のとき,帰無仮説を棄却しない}$$

となる。

　この母集団の平均の検定は，次のような介入前後の比較にも用いることができる。例えば，表6.1は20人を対象に行った特定保健指導において，その前後のBMIの値をまとめたものである。このような介入前後の変化を調べる場合には，介入の前後の数値の差を考え，その差の平均が0かどうかによって，介入の効果を調べることができる。このとき，$\mu_0=0$として，上の母集団の平均の検定を適用すればよい。この方法は，対応のあるt検定とよばれている。

ID	介入前	介入後	ID	介入前	介入後
1	29.8	29.4	11	24.5	24.3
2	26.3	25.4	12	24.5	22.9
3	23.0	20.4	13	26.9	25.7
4	25.5	24.2	14	27.5	27.1
5	26.4	26.1	15	28.0	26.2
6	25.5	23.2	16	26.7	26.5
7	23.7	21.0	17	24.0	24.5
8	26.9	26.0	18	30.6	28.8
9	27.2	25.9	19	24.1	22.1
10	24.1	25.0	20	23.6	20.6

表6.1　特定保健指導前後のBMI値

　介入後の値から介入前の値をひくと，その平均は-1.175で，不偏分散は1.145となり，標準化した統計量は

$$\frac{-1.175}{\sqrt{\dfrac{1.145}{20}}} = -4.91$$

となる。自由度19の上側2.5％点は2.09であるから，有意水準5％で，特定保健指導の前後でBMIが減少していることが示せる。

> **コラム** スチューデントの t
>
> 統計量 t の分布はスチューデントの t 分布とよばれている。これは，この分布について提案された論文の著者名がスチューデント(Student)であったことからきている。
>
> 統計量 t の分布については，当初は正規分布であると仮定して解析が行われていた。実際，標本サイズ n が大きな場合には t の分布は正規分布にほぼ等しくなるため，正規分布を仮定してもそれほど問題にはならなかった。しかし，標本サイズ n が小さい場合には，t の分布は，正規分布よりもばらつきが大きな分布となる。このことに最初に興味を持ったのは，アイルランドのビール醸造会社に勤めていたウィリアム・シーリー・ゴセットである。ゴセットはビール醸造の際に用いる酵母の測定を行っていたが，酵母の測定は難しく，標本サイズを大きくすることができなかった。そのため，標本サイズの小さい場合に興味を持ったと言われている。ゴセットは，実際のデータを母集団として，標本抽出を繰り返し行って，標本平均の分布を調べた。その結果として，標本サイズが同じであれば，t の分布が母集団の平均や分散の値にかかわらず一定であることに気づいたのである。ゴセットはその結果を論文として発表しようと考えたが，従業員が研究の成果を論文として発表をすることは会社の方針に反していた。そこで，ゴセットはスチューデント(Student)というペンネームを使って論文を発表することになったのである。このビール醸造会社は今でも存在しており，ギネスというビールをつくっている。ギネスブックを作成している会社である。
> （章末参考文献：ザルツブルグ，2006）

課題の解決

40代の男性100人を調査した結果として，平均歩数が11180歩で，標準偏差が4190歩という結果が得られている。この標本が，母集団からの無作為抽出であり，母集団の分布が正規分布であると仮定すると，この章の内容を用いて母集団平均の95％信頼区間が求められる。まず，$\overline{X}=11180$，$n=100$，$\hat{\sigma}=4190$ であり，$t(99, 0.025)=1.98$ である。このことから

$$\overline{X} - t(99, 0.025)\frac{\hat{\sigma}}{\sqrt{n}} = 11180 - 1.98 \times \frac{4190}{\sqrt{100}} = 10350$$

$$\overline{X} + t(99, 0.025)\frac{\hat{\sigma}}{\sqrt{n}} = 11180 + 1.98 \times \frac{4190}{\sqrt{100}} = 12010$$

となるので，95％信頼区間は10350以上12010以下となる。

もちろん，この信頼区間は母集団の分布が正規分布であることと標本が無作為

抽出であることを前提として計算されている。母集団に対する正規分布の仮定については，実際に得られた標本について，ヒストグラムを描くなどして，正規分布のように左右対称で一山の分布であるかどうかを確認する必要がある。一方，標本の抽出方法については，無作為抽出法が用いられていない場合もある。無作為抽出でない場合には，どのように標本が選ばれたかをしっかり確認をして，どのような集団を代表する標本であるのか，無作為抽出と仮定してもそれほど大きな違いが生じないかどうか，という点を見極める必要がある。

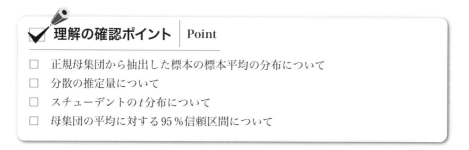

6.3 演習問題

1. 平成23年度の国民健康・栄養調査によると，15歳から19歳の男性133人を調査したところ，BMIの平均値は21.09で標準偏差は3.31であった。この結果に基づいて，BMIの平均値の95％信頼区間を求めよ。
2. 平成22年度の国民健康・栄養調査によると，50代の女性419人を調査したところ，収縮期血圧（最高血圧）の平均値は129.0（mmHg）で標準偏差17.6（mmHg）であった。この結果に基づいて収縮期血圧の平均値の95％信頼区間を求めよ。

【参考文献】
- 前園宜彦「概説　確率統計（第2版）」サイエンス社，2009．
- ザルツブルグ「統計学を拓いた異才たち」竹内惠行，熊谷悦生訳，日本経済新聞社，2006．

第 7 章 介入効果を調べる〜2標本の t 検定

Chapter 7

> **Key WORD**
>
> 2群の比較，t 検定，等分散性の検定，ウエルチの検定

> **この章の目的**
>
> 本章では，介入の効果を調べるために行う2群の比較の実験の解析方法について学ぶ．一般的によく用いられている2群の比較の t 検定の基本的な考え方を学習するとともに，その前提となっている仮定をチェックする方法や等分散性の仮定が成り立たない際に用いられるウエルチの検定についても学習する．さらに，それぞれの手法の意味を理解するだけではなく，これらの手法を活用して2群の平均的な違いを検証する場合に用いられる統計的な考え方を身につける．

> **この章の課題**
>
> 糖尿病のリスクの高い人を対象に，食事指導や運動教室などを行うことが糖尿病予防に効果があるかどうかを調べるために，臨床試験を行った．研究への参加に同意した60人を介入群30人と対照群30人に分けた．介入群に対しては8週間にわたり食事指導や運動教室を実施し，対照群に対しては通常の保健指導を行った．研究開始時を基準として8週間後の腹囲の変化を測定したところ，表7.1のような結果が得られた．この結果から食事指導や運動教室を行うことが，通常の保健指導よりも腹囲を減少させる効果があると言えるかを検討したい．

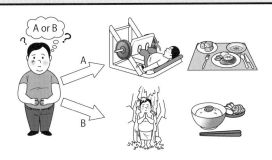

7.1 統計的なモデル化

この章の課題では，食事指導や運動教室を実施した場合に，腹囲が減少する効果があるかどうかを調べる臨床試験を実施している。このように，研究対象者やその一部の人に対して，食事指導や運動教室のような事柄を臨床試験のために実施することを介入と言う。この場合に，介入した場合の結果だけを見てもそれが本当に介入の効果かどうかを判断することはできない。理想的には，同じ人に対して介入をした場合と介入をしなかった場合を調べて，その違いを評価することが望ましいが，現実的にはそれは難しいことが多い。そこで，この課題のように，研究対象者を2つの群に分けて，一方に対してのみ介入を行うような研究のデザインが用いられる。

2つの群の結果の違いを介入による違いと解釈するためには，介入をしたかどうかという点以外には2群間で違いがないことを前提とすることになる。特に，ヒトを対象にする研究では，個人差が大きいため，この点をしっかり配慮しておくことが必要である。そのため，性別，年齢，糖尿病のリスクなどをあらかじめ把握しておき，2群においてできるだけ条件が等しくなるように群を分けたり，くじ引きのような確率的操作を用いて対象者を2つの群に割り付けていく無作為割り付けを行ったりするなどの工夫が行われる。このように，実験を実施する前

介入群		対照群	
1.9	−1.0	2.7	2.2
3.4	1.2	1.1	1.8
0.4	−5.9	0.3	−2.1
−4.7	−1.3	−1.3	0.1
−0.7	−3.0	−2.4	4.3
−2.0	−0.7	0.8	−1.6
1.6	−3.4	0.1	−0.4
−4.5	−1.0	2.5	−2.2
0.3	0.4	1.8	−2.0
−3.4	−3.8	0.0	−0.8
−2.7	−1.6	−1.0	−1.4
−2.4	−0.5	−0.3	−0.4
−0.4	−2.0	−0.1	−0.4
−3.2	1.5	−1.4	4.3
−3.2	0.0	−3.3	3.6

(単位 cm)

表7.1 臨床試験の結果

に，しっかり条件を整えることが重要である．この点については第10章でもっと詳しく取り扱うことにする．ここでは，介入群と対照群は介入以外の面では均一に分けられているものと仮定して，統計的な手法を考えていくことにする．

まず，表7.1のデータの特徴を調べてみよう．介入群の30人の腹囲の減少量については，平均が-1.36 cm，中央値が-1.15 cm，標準偏差が2.19 cmであり，対照群では，平均が0.15 cm，中央値が-0.20 cm，標準偏差が2.00 cmとなっている．全体の分布を比較するために，2つの群の箱ひげ図を描くと，次のようになる．

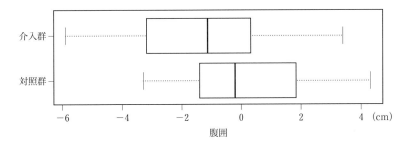

図7.1 介入群と対照群の8週間の腹囲の変化

全体的に介入群の方がマイナスの方向に分布がずれている印象を受ける．2つの群の分布は，ほぼ左右対称の分布となっているので，第6章と同様にそれぞれの群の母集団の分布は正規分布であると仮定して考えることにしよう．一般的に母集団の分布が正規分布であると仮定されるデータは多くあり，その場合の統計的な手法はかなり整備されている．

ここから，一般的な方法を説明していくため，介入群と対照群のデータとその分布を次のように表すことにする．

介入群　　データ　$X_1, X_2, \cdots, X_m$　　分布　$N(\mu+\Delta, \sigma^2)$
対照群　　データ　$Y_1, Y_2, \cdots, Y_n$　　分布　$N(\mu, \sigma^2)$

ただし，mとnは介入群と対照群の標本サイズを表しており，一般的にはmとnは等しくなくても構わない．

ここでは，介入群の対象者も，もし介入をしていなければ対照群と同じ正規分布に従うはずであるが，介入によって平均が全体的にΔだけ変化したものと考えている．このような分布の仮定のもとで，介入の効果であるΔが0であるかどうかを標本のばらつきを考慮しながら調べることが統計解析の目的である．

7.2 2標本のt検定

統計解析の目的はΔの値である。Δは介入群と対照群の母集団の平均の差を表している。そこで,まずデータから介入群の平均値$\overline{X}$と対照群の平均値$\overline{Y}$を求め,その差$\overline{X}-\overline{Y}$で$\Delta$を推定する。このとき,第6章の結果から,$\overline{X}$は平均$\mu+\Delta$,分散$\dfrac{\sigma^2}{m}$の正規分布に従い,$\overline{Y}$は平均$\mu$,分散$\dfrac{\sigma^2}{n}$の正規分布に従うことが分かる。さらに,$\overline{X}$と$\overline{Y}$は独立であると仮定できることから,$\overline{X}-\overline{Y}$の分布は,

$$\text{平均}\quad \Delta \,,\quad \text{分散}\quad \left(\frac{1}{m}+\frac{1}{n}\right)\sigma^2 \quad \text{の正規分布}$$

となる。この結果から,$\overline{X}-\overline{Y}$の分布は,$\sigma^2$の値によってそのばらつき具合が異なることが分かる。そこで,第6章と同じようにσ^2をデータから推定する。σ^2は2つの群で共通であると仮定しているので,2つの群のデータを用いて,次のように推定する。

$$\widehat{\sigma^2} = \frac{(X_1-\overline{X})^2+\cdots+(X_m-\overline{X})^2+(Y_1-\overline{Y})^2+\cdots+(Y_n-\overline{Y})^2}{m+n-2}$$

ここで,$\widehat{\sigma^2}$の分母が$m+n-2$となっているのは,平均からのずれを考える場合に,母集団の平均ではなく,データの平均である$\overline{X}$や$\overline{Y}$を用いることによって,ばらつきを小さく見積もってしまう影響を修正するためである。

例題 7.1

本章の課題と同様な設定で，介入群5人と対照群5人の結果が次のようになったものとする。

介入群　　−1, 0, −2, 0, −2
対照群　　−1, 0, 2, 0, −1　　　（単位 cm）

このとき，介入群と対照群の平均の差$\varDelta$の推定値と分散が共通であると仮定したときの分散の推定値を求めよ。

（解説）

介入群の平均は−1，対照群の平均は0である。よって，平均の差$\varDelta$の推定値は−1である。

分散の推定をするために，介入群と対照群の各データとそれぞれの平均との差の2乗和は次のようになる。

介入群　　$0^2+1^2+(-1)^2+1^2+(-1)^2 = 4$
対照群　　$(-1)^2+0^2+2^2+0^2+(-1)^2 = 6$

よって，共通する分散の推定値は

$$\hat{\sigma}^2 = \frac{4+6}{8} = 1.25$$

となる。

 7.1 練習問題

本章の課題と同じ設定で，介入群6人と対照群6人の結果が次のようになったものとする。

介入群　　2, 1, 3, 1, 3, 2
対照群　　−3, 1, 0, 2, 1, −1　　　（単位 cm）

このとき，介入群と対照群の平均の差$\varDelta$の推定値と分散が共通であると仮定したときの分散の推定値を求めよ。

さて，次に介入効果$\varDelta$が0であることを帰無仮説とする検定を考えよう。ここでは，対立仮説として$\varDelta \neq 0$を考えることにする。帰無仮説が棄却できるかどうかを判断する検定統計量としては，$\varDelta$の推定量をその分散で標準化した

$$T = \frac{\overline{X} - \overline{Y}}{\sqrt{\left(\frac{1}{m} + \frac{1}{n}\right)\hat{\sigma}^2}}$$

を用いる。このとき，帰無仮説を仮定すると，統計量Tの分布は，共通の分散σ^2

の値に関わらず，自由度$m+n-2$のt分布となる（章末参考文献：前園，2009）。

$$P\left(T \geq t\left(m+n-2, \frac{\alpha}{2}\right)\right) = \frac{\alpha}{2}$$

を満足する自由度$m+n-2$の上側$100\frac{\alpha}{2}$％点を$t\left(m+n-2, \frac{\alpha}{2}\right)$とすると，有意水準$\alpha$の検定は次のようになる。

2標本のt検定

$|T| \geq t\left(m+n-2, \frac{\alpha}{2}\right)$ のとき，帰無仮説を棄却する

$|T| < t\left(m+n-2, \frac{\alpha}{2}\right)$ のとき，帰無仮説を棄却しない

この検定は，2群の比較のt検定，あるいは単に**t検定**とよばれている。帰無仮説を棄却する場合には，2つの群の母集団の平均に違いがあると解釈をすることになる。ただし，Tの値の符号によって，介入群の方が腹囲の減少に効果がある，または，介入群の方が腹囲の減少に効果がないという形の結論を述べても構わない。一方，帰無仮説を棄却しない場合には，帰無仮説が成り立つことを積極的に示しているわけではなく，このデータからは帰無仮説を棄却する根拠が得られていないという程度に解釈することが望ましい。

例題 7.2

例題7.1のデータに対して，2群の比較のt検定を適用し，介入の効果があるかどうかを判断せよ。

（解説）

例題7.1の結果を用いると，検定統計量の値は

$$T = \frac{-1-0}{\sqrt{\left(\frac{1}{5}+\frac{1}{5}\right) \times 1.25}} = -1.41$$

となる。

帰無仮説のもとで，Tの分布は自由度8のt分布になるので，上側2.5％点は2.306であるから，有意水準5％で帰無仮説を棄却できない。よって，このデータから介入効果があることは示せなかったことになる。

7.2 練習問題

練習問題7.1のデータに対して，2群の比較のt検定を実施し，介入の効果があるかどうかを判断せよ．

ここまでの話では，介入群と対照群のそれぞれのデータが与えられていたが，個々の数値が得られていなくても，各群の標本サイズと平均や分散の推定値が分かっていれば，2群の比較のt検定を行うことは可能である．

例えば，例題7.1において，介入群と対照群の分散の推定値は1と1.5である．このことから共通の分散の推定値は

$$\frac{4 \times 1 + 4 \times 1.5}{8} = 1.25$$

で求めることができる．

一般には，介入群と対照群の分散の推定値をそれぞれ$\hat{\sigma_1}^2$と$\hat{\sigma_2}^2$とすると，共通の分散の推定量は

$$\hat{\sigma}^2 = \frac{(m-1)\hat{\sigma_1}^2 + (n-1)\hat{\sigma_2}^2}{(m-1)+(n-1)}$$

となる．

この方法を用いると，論文や報告書の中で具体的なデータが与えられていなくても，平均と分散（あるいは標準偏差）が与えられていれば自分で検定をしてみることができるため，非常に便利である．

7.3 検定の条件をチェックしよう

2群の比較のt検定では、それぞれの群のデータが正規分布に従うこと、それから2つの群の分散が共通であることが前提となっている。そのため、この検定を適用するためには、この2つの条件をチェックすることが大切である。

＜正規分布の仮定＞

それぞれの群のデータが正規分布に従っているのかどうかを調べるためには、度数分布表やヒストグラムを利用して分布の形を調べていく必要がある。

＜等分散性の仮定＞

それぞれの群の分散については、第6章で取り扱った分散の推定量を用いることで推定することができる。この2つの分散の推定量の比が1に近い値であれば、等分散だと仮定しても問題はないであろう。ここでは、この判断を、統計的検定を使って行う方法について、簡単に紹介する。

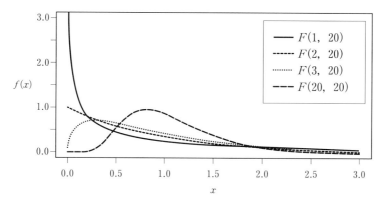

図7.2　F分布の密度関数

介入群の分散の推定量を$\hat{\sigma}_1^2$とし，対照群の分散の推定量を$\hat{\sigma}_2^2$とする。このとき

$$F = \frac{\hat{\sigma}_1^2}{\hat{\sigma}_2^2}$$

の分布は，2つの分散が等しいという仮定のもとでは，自由度$(m-1, n-1)$のF分布となる（章末参考文献参照：前園，2009）。F分布は図7.2のような分布となり，mの値が小さいときには，0に近い値が出やすいが，mをだんだん大きくしてnに近い値にすると，1に近い値が出る確率が高くなっていく。この分布を用いると，有意水準αに対して，2つの分散が等しいという帰無仮説を棄却する検定を，次のように構成することができる。

等分散性の検定

$F \geq F\left(m-1,\ n-1,\ \dfrac{\alpha}{2}\right)$ または $F \leq F\left(m-1,\ n-1,\ 1-\dfrac{\alpha}{2}\right)$ のとき

　2つの分散が等しいという帰無仮説を棄却する。

$F\left(m-1,\ n-1,\ 1-\dfrac{\alpha}{2}\right) < F < F\left(m-1,\ n-1,\ \dfrac{\alpha}{2}\right)$ のとき

　2つの分散が等しいという帰無仮説を棄却しない。

7.4 ウエルチの検定

　検定の条件をチェックして前提条件を満足していると判断できれば，そのまま2群の比較のt検定を用いても良いが，前提条件が怪しいときにはどうしたら良いだろうか。正規分布の仮定が成り立たない場合については，第8章で分布の仮定を正規分布のような特別な分布を仮定せずに検定を行うことができる手法を紹介するので，そちらを参照してほしい。ここでは，正規分布であることは仮定できるが，等分散性の検定で帰無仮説が棄却された場合について考えよう。

　等分散性が成り立たないときには，7.2節で求めた$\overline{X}-\overline{Y}$の分散の推定の方法を変更しなければならない。介入群と対照群の母集団の分散を，それぞれσ_1^2とσ_2^2とすると，$\overline{X}-\overline{Y}$の分散は，$\dfrac{1}{m}\sigma_1^2 + \dfrac{1}{n}\sigma_2^2$となる。そこで，$\sigma_1^2$と$\sigma_2^2$にそれぞれの群の分散の推定量を代入することで，$\overline{X}-\overline{Y}$の分散を推定することができる。

　この分散の推定量を用いて，2群の比較のt検定と同様に，検定統計量を構成す

ると次のようになる。

$$\widetilde{T} = \frac{\overline{X} - \overline{Y}}{\sqrt{\frac{\widehat{\sigma_1}^2}{m} + \frac{\widehat{\sigma_2}^2}{n}}}$$

しかし，この分布は2つの群の分散の比によって変化してしまうため，2群の比較のt検定のときのように棄却域を正確に求めることができない。ただし，この分布はt分布に近いであろうことは想定できるので，推定された分散の値を用いて近似的な棄却域を求める方法がとられる。その中で最もよく用いられているのがウエルチの方法である（章末参考文献参照：Welch，1947）。ウエルチの方法では，2群の分散の推定値を用いて次のような自由度を求める。

$$d = \frac{\left(\frac{\widehat{\sigma_1}^2}{m} + \frac{\widehat{\sigma_2}^2}{n}\right)^2}{\frac{\left(\frac{\widehat{\sigma_1}^2}{m}\right)^2}{m-1} + \frac{\left(\frac{\widehat{\sigma_2}^2}{n}\right)^2}{n-1}}$$

ただし，この自由度は必ずしも整数の値をとるわけではない。そこで，この自由度に最も近い2つの整数を自由度とするt分布の上側$100\frac{\alpha}{2}$％点を使って，棄却域を決める。具体的には，dが整数でないときには，$d_1 < d < d_2$を満たす最大の整数d_2と最小の整数d_1に対して

$$t\left(d, \frac{\alpha}{2}\right) = \frac{d_2 - d}{d_2 - d_1} t\left(d_1, \frac{\alpha}{2}\right) + \frac{d - d_1}{d_2 - d_1} t\left(d_2, \frac{\alpha}{2}\right)$$

を計算する。この値を$100\frac{\alpha}{2}$％点の近似値として用いる。このとき，分散が等しくないときの平均の差の検定は次のようになる。

$|\widetilde{T}| \geq t\left(d, \frac{\alpha}{2}\right)$　のとき，帰無仮説を棄却する

$|\widetilde{T}| < t\left(d, \frac{\alpha}{2}\right)$　のとき，帰無仮説を棄却しない

ウエルチの検定では，かなり数値的な計算が複雑になるが，ほとんどの統計的なソフトウエアやMicrosoft Excelでも，容易に計算することができるので，それらを積極的に活用してほしい。

> [コラム] **両側検定と片側検定**

　統計的検定を説明する際には，帰無仮説と対立仮説の設定の仕方をうまく説明することが必要であるが，これは意外と難しい．特に，対立仮説については，2群の比較のt検定の場合にも，$\mu_1 \neq \mu_2$という形の対立仮説を考える場合と，$\mu_1 < \mu_2$と$\mu_1 > \mu_2$のどちらか一方だけを考える場合があり，前者の場合を両側検定，後者の場合を片側検定とよんでいる．

　このように，2つの検定法があると，この2つをどのように使い分けるのか，という問題が生じる．一般的には，取り扱う問題の背景として$\mu_1 < \mu_2$と$\mu_1 > \mu_2$のどちらか一方のみを対象とする場合に片側検定を用いると言われることが多い．ただし，両側検定よりも片側検定の方が検定で有意になりやすいため，片側検定を用いる場合には，それなりの根拠を示す必要がある．例えば対立仮説として$\mu_1 < \mu_2$を考えるときには，あらかじめ$\mu_1 \leq \mu_2$であることが分かっている場合や，$\mu_1 > \mu_2$という結論が意味がない場合などが考えられる．もちろん，実験の後で片側検定を用いると決めたわけではないことを納得してもらう必要がある．

　片側検定にはこのような制約があるため，一般的には両側検定を用いる方が無難である．また，両側検定では帰無仮説が棄却されたときには，$\mu_1 \neq \mu_2$という対立仮説が採択されるわけであるが，この結論は実用的には意味がない場合が多い．そのため，$\hat{\mu}_1$と$\hat{\mu}_2$の関係に合わせて$\mu_1 < \mu_2$あるいは$\mu_1 > \mu_2$であるという判断を行うこともある．

課題の解決

表7.1のデータ(p.92)から，介入群の平均は$-1.36\,\mathrm{cm}$で分散は4.81，対照群の平均は$0.15\,\mathrm{cm}$で分散は4.01となる。まず，正規分布の仮定からチェックしてみよう。介入群と対照群の腹囲の減少量のヒストグラムを描くと，次のようになる。

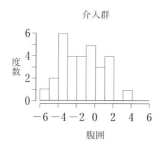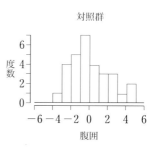

図7.3

多少の凸凹はあるが，それほど正規分布からずれているとは言えないので，正規分布であると仮定して，等分散性の仮定をチェックしよう。2つの分散の比は，$\frac{4.81}{4.01}=1.20$である。それぞれの標本サイズは30であるから，自由度$(29,\ 29)$のF分布の上側2.5％点と下側2.5％点を求めると，2.10と0.476となる。分散の比が下側2.5％点と上側2.5％点の間にあるので，等分散性の検定において，分散が等しいという帰無仮説は，有意水準5％では棄却できない。よって，等分散を仮定した2群の比較のt検定の仮定を満たしているものと判断する。

介入群と対照群の腹囲減少量の平均は，それぞれ$-1.36\,\mathrm{cm}$と$0.15\,\mathrm{cm}$である。共通する分散の推定値は，4.41であるから，T統計量は

$$T=\frac{-1.36-0.15}{\sqrt{\left(\frac{1}{30}+\frac{1}{30}\right)\times 4.41}}=-2.78$$

となる。自由度58のt分布の上側2.5％点は2.00であるから，平均の差が等しいという帰無仮説は有意水準5％で棄却され，介入群と対照群の腹囲の減少量に違いがあることが示される。この場合には，介入群の方が減少量の平均が大きいので，介入による効果があると言えるであろう。

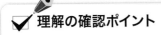

理解の確認ポイント | Point

- [ ] 2群の比較の t 検定の基本的な考え方
- [ ] 2群の比較の t 検定を実施する際の仮定の設定について
- [ ] 2つの群の分散の同一性の検定の必要性やその方法
- [ ] ウエルチの検定の基本的な考え方
- [ ] 2群の比較を行う際の統計的手法の適用の方法について

7.3 演習問題

1. 高血圧のリスクの高い人を対象に，ある降圧剤の効果を調べるための臨床試験を行った。研究への参加に同意した40人を，新しい薬を用いる新薬群と従来の薬を用いる従来薬群に20人ずつに無作為に分けた。研究スタート時とそれぞれの薬を8週間投与したときの最低血圧（拡張期血圧）を測定し，その変化量を求めたところ，次の表7.2のようになった。

(単位　mmHg)

従来薬群		新薬群	
26	16	9	6
13	14	11	9
21	3	24	31
18	1	27	19
15	6	24	8
11	5	12	20
5	11	17	12
10	16	−4	8
6	7	36	0
21	17	11	21

表7.2　8週間の投与期間終了後の血圧の減少量

この結果に基づいて，新薬の方が従来薬よりも最低血圧の減少の効果があるかどうかを，有意水準5％で判断せよ。

2. 1と同様な臨床試験を別の被験者で行ったところ，次のような結果が得られた。

	被験者数	平均	標準偏差
新薬群	28	12.4	9.45
従来薬群	30	10.4	10.12

この結果に基づいて，分散が等しいと仮定した場合のt検定を適用して，有意水準5％で新薬の方が従来薬よりも最低血圧の減少の効果があるかどうかを判断せよ。

【参考文献】

- 前園宜彦「概説　確率統計[第2版]」，サイエンス社，2009．
- Welch, B.L. The generalization of "Student's" problem when several different population variances are involved. Biometrika 34, 28−35, 1947.

第8章 順位を用いて介入効果を評価する〜順位和検定

Chapter 8

Key WORD	2群の比較，ウイルコクスン順位和検定，タイ

この章の目的	本章では，正規分布が仮定できない場合に，2群比較の実験を行った場合の統計解析の方法について学ぶ。ここでは，データの順位に着目して分析するノンパラメトリック法を紹介する。ノンパラメトリック法の特徴やその基本的なアイデアを理解し，それらの手法を適切に用いるための統計的な考え方を身につける。

この章の課題	ある薬を投与した際の副作用として肝機能障害が起こる可能性がある。そこで，研究への参加に同意した40人を，対象となる薬を投与する介入群20人と偽薬を投与する対照群20人に分けた。そして，3か月後のγ-GTPの変化量を調べたところ，表8.1（次ページ）のようになった。この結果に基づいて，γ-GTPの変化に2つの群で違いがあるかどうかを検討したい。

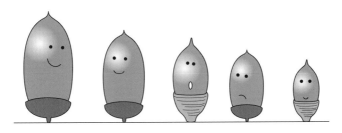

対照群		介入群	
9	-1	41	-12
-9	-1	66	73
2	28	53	64
-49	10	38	65
6	17	75	18
-9	-10	1	20
13	-16	46	20
-37	-23	10	45
1	2	-2	51
26	7	30	-2

単位 (IU/L)

表8.1　2つの群のγ-GTPの変化量

8.1　正規分布が仮定できない

　第6章や第7章では，母集団での変数の分布が正規分布であることを前提として，平均の推定や検定について考えてきた．統計的なデータの多くは，正規分布に近い分布となるので，これらの方法が適用される場合が多い．しかし，母集団の分布が正規分布と異なっていたり，正規分布であるかどうかの情報が不足していたりする場合もある．例えば，上の課題では，観測値としてγ-GTPを用いている．しかし，γ-GTPの分布は一般的に正規分布ではなく，大きい値に裾をひいた分布になる傾向がある．例えば，平成23年度国民健康・栄養調査によると30代男性のγ-GTPの分布は，図8.1のようなヒストグラムで表されている．

　このような場合に，これまで述べてきた方法を適用しても良いのだろうか．

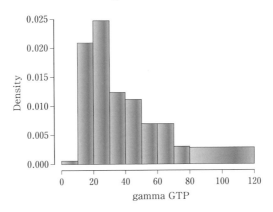

図8.1 30代男性のγ-GTPの分布

　医学データでは倫理的な理由などによって，臨床試験において介入群や対照群のデータサイズが小さい場合も少なくない。このような場合には，母集団の分布に関する情報が少なく，正規分布を仮定して良いか分からない。また，正規分布ではないことが分かっていても，正規分布以外のどのような分布を仮定して良いのかよく分からない場合もある。そこで，母集団の分布を特定しないでも評価できるような方法が重要となっている。そのときに有効だと考えられているのが，ウイルコクスンの順位和検定である。

　少し話題は変わるが，学校で行われる運動会を考えてみよう。ここでは，赤組と白組の2つに分かれて競い合っているものとする。選抜による200m走では，それぞれの組から4人ずつ選ばれ200mを走る。この8人の結果を，1位から8位までの色を使って書き表すことにする。様々なタイプの結果が考えられるが，次の2つのパターンを考えることにする。

　　パターン1　　赤　赤　白　赤　赤　白　白　白
　　パターン2　　赤　白　白　赤　白　赤　赤　白

　さて，この2つのパターンのうちどちらが，赤組の方が良い結果だと考えられるだろうか。それぞれのタイムは分からないが，パターン1の方は赤組の走者が比較的はやくゴールしている傾向が見られるが，パターン2の方は，赤組と白組であまり違いがあるようには思えない。パターン1の赤組の走者の順位の和を考えると，1+2+4+5で，12となり，白組の順位の和は，3+6+7+8で，24となるから赤組の順位の和の方がかなり小さいことが分かる。一方，パターン2の場合

には，赤組の順位の和は1＋4＋6＋7で，18であり，白組の順位の和は2＋3＋5＋8で18となる。はやい方が順位は小さくなるので，パターン1の方が，赤組の成績が良いことを示している。

8.2　ウイルコクスンの順位和検定

上の赤組と白組の比較をもう少し理論的に考えてみよう。第8章の課題と同じ設定で，介入群5人と対照群5人の結果が次で与えられるものとする。

　　　対照群　　9, 2, 6, 13, 26
　　　介入群　　41, 66, 53, 38, 10　　　（単位　IU/L）

この2つの群のデータ10人分をひとまとめにして，小さい方から順に並べると次のようになる。

　　　②, ⑥, ⑨, 10, ⑬, ㉖, 38, 41, 53, 66

どちらの群のデータなのか分かるように，対照群のデータには丸をつけておいた。

次に，これらの数値をすべて順位に変えると，次のようになる。

　　　①, ②, ③, 4, ⑤, ⑥, 7, 8, 9, 10

となる。このとき，対照群の順位の和を計算すると1＋2＋3＋5＋6＝17となる。順位和検定でも2群比較のt検定と同じように帰無仮説を設定する。この場合の帰無仮説は，正規分布のように，ある分布のグループを仮定するのではなく，2つの群の分布が等しいという帰無仮説を考える。この帰無仮説を仮定すると，介入群と対照群は同じ分布を持つことになるため，10人の結果はどれも同じように分布をする。そのため，10人の中からAとBという2人を選んだとき，Aが大きくなる確率とBが大きくなる確率は等しくなり，データが連続分布であれば，一致する確率は0となるので，上の2つの確率はそれぞれ0.5となる。同様に考えると，介入群と対照群を合わせた10人の並び方はすべて同じ確率で生じることになり，対照群の順位の組合せもどれも同じ確率となることが分かる。

1位から10位までの中から対照群の順位5つを選ぶ組合せの数は次のようになる。

$$_{10}C_5 = \frac{10 \times 9 \times 8 \times 7 \times 6}{5 \times 4 \times 3 \times 2 \times 1} = 252$$

これらはすべて同じ確率で生じるので，帰無仮説のもとでは対照群の順位和の分布を求めることができる。

例えば，対照群の順位和が15となる場合は，対照群の順位は(1, 2, 3, 4, 5)となる場合だけであるから，このような選び方は1通りとなる。対照群の順位和が17となる場合は(1, 2, 3, 4, 7)と(1, 2, 3, 5, 6)の2通りがある。このように，すべての組合せに対する順位和の分布を調べることによって，帰無仮説での介入群の順位和の分布を求めることができ，図8.2のようになる。

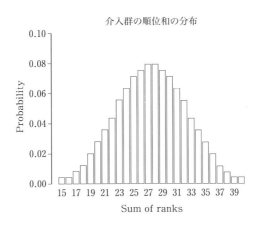

図8.2 介入群の順位和の分布（$m=5$, $n=5$の場合）

この中で，対照群の順位和が17以下となる確率を求めると0.8％となる。最初に仮定した「2つの群の分布が等しい」という仮説のもとでは，このような結果が生じる確率は低く，帰無仮説を棄却することになる。一般には，帰無仮説は順位和がかなり小さいときやかなり大きいときに棄却されるので，実際に観測された順位和17以下の確率を2倍した値が有意水準よりも小さいときに，「2つの群の分布が等しい」という仮説が棄却されることになる。この順位和の分布を用いて検定を行う方法を**ウイルコクスンの順位和検定**と言う。

例題 8.1

介入群5人と対照群5人の拡張期血圧を測定したところ，次のような値となった。
  介入群 85, 60, 93, 77, 68
  対照群 82, 86, 95, 81, 94 （単位 mmHg）
このとき，介入群と対照群の血圧の分布に違いがあるかどうかを調べたい。すべての数値を小さい方から順に並べたときの介入群の順位和を求めよ。
（解説）
  介入群と対照群の拡張期血圧を小さい方から順に並べると次のようになる。
   血圧値 60, 68, 77, 81, 82, 85, 86, 93, 94, 95
   順位   1, 2, 3, 4, 5, 6, 7, 8, 9, 10
それぞれの順位を下につけている。このことから，介入群の順位の和は
   6+1+8+3+2 = 20
となる。

 ## 8.1 練習問題

介入群3人と対照群3人の拡張期血圧を測定したところ，次のような値となった。
  介入群 65, 60, 75
  対照群 77, 80, 95 （単位 mmHg）
このとき，介入群と対照群の血圧の分布に違いがあるかどうかを調べたい。すべての数値を小さい方から順に並べたときの介入群の順位和を求めよ。

この順位和の分布の計算は，2つの群の標本サイズがある程度大きくなると，手計算では難しいだけではなく，コンピュータを使っても時間がかかる場合もある。図8.2に $m=n=5$ の場合の介入群の順位和の分布を示している。この分布は左右対称で中心付近に多くのデータが集まっており，正規分布に近い分布となっている。実は，この順位和の分布はそれぞれの群のデータの分布が正規分布でなくても，介入群と対照群の分布が同じであるという帰無仮説のもとでは，常にこのような正規分布に近い形をしている。そのため，有意水準や p 値を求める場合には，正規分布による近似が用いられることが多い。最初に，介入群や対照群の分布として正規分布を仮定できない場合を考えていたのに，なぜ正規分布による近似を使うのか，疑問に思うかもしれないが，この順位和の分布については，正規分布で近似する方法が用いられる。

介入群と対照群の標本サイズを m と n とすると，帰無仮説のもとで介入群の順位和の平均は $\frac{m(m+n+1)}{2}$，分散は $\frac{mn(m+n+1)}{12}$ となるので，このような平均と分散を持つ正規分布を使って近似することになる．例えば，$n=m=5$ の場合には，平均 27.5，分散 22.9 となり，介入群の順位和が 17 以下となる確率は，標準正規分布が

$$\frac{17-27.5}{\sqrt{22.9}} = -2.19$$

以下となる確率で近似され，1.4％となる．この場合には，先に正確に計算しており，その確率は約 0.8％である．両側検定を考える場合には，この確率を 2 倍して有意水準と比べれば良い．もちろん，このあたりの計算は統計ソフトを利用すると，簡単に計算することが可能である．

8.2 練習問題

練習問題 8.1 の設定において，介入群の取り得る順位の組合せをすべて書き出し，練習問題 8.1 で求めた順位和に対して，帰無仮説を仮定したときに，その値以下の順位和になる確率を求めよ．また，有意水準 5％で介入群と対照群の間に分布の違いがあるかどうかを判断せよ．

8.3 同順位（タイ）のある場合

ここまでの例では，基本的に観測された数値の中に同じ値をとるものがないものとして説明してきた．しかし，例題 7.1（p.95）のように，実際の観測値の中には同じ値を含んでいる場合も少なくない．このように，同じ値をとるものは**タイ**とよばれている．

データにタイがある場合に順位をどのようにつけるのか，という点に注意しなければいけない．例えば，プロゴルフのトーナメントの中継をテレビでよくやっているが，同じスコアの選手がいる場合には，1位，2位タイ，2位タイ，4位のように表現されている．ここでもタイという言葉が用いられているわけである．ここでは，同じスコアの選手がいる場合には，同じスコアの選手はみんな上の順位に繰り上げられる．そして，上の例のように，3位が上に繰り上げられたときには，3位は空白となる．

しかし，順位和検定を考える場合には，この繰り上げを用いると全体的に順位

が小さくなる傾向がある。例えば，上のゴルフの例では4人の順位の合計は9となる。しかし，もしタイがなければ1位から4位までが決まるので，その合計は10となる。これは，順位和の大きさに基づいて判断をする場合には好ましいことではない。そこで，順位和検定では，平均順位が用いられている。例えば，上のゴルフの例では，本来2位と3位となるべきところが同じスコアがあるために，どちらも2位タイとして取り扱われているが，これを2位と3位の平均順位2.5位と表すことにする。日常生活では順位が小数になることはほとんどないので，少し違和感があるかもしれないが，順位の和を一定に保つためにはこの方法が望ましいのである。蛇足ではあるが，プロゴルフのトーナメントでは順位によって賞金が決まっている。そのため，上のように2位タイが2人いるときには，2位の賞金金額と3位の賞金金額を折半することになっている。もちろん3位の賞金金額の方が低いはずなので，単独2位の場合に比べて2位タイの方が賞金は低くなるだろう。ゴルフでは順位については平均をとったりはしないが，賞金金額については平均をとっている形になっているのである。

例題 8.2

第7章の例題7.1（p.95）を用いて，介入群の順位和を求めよ。

（解答）

介入群と対照群の測定値を合わせて，小さい方から順に並べ替えると，次のようになる。

$-2, -2, -1, -1, -1, 0, 0, 0, 0, 2$

このとき，それぞれの順位を求めると

$1.5, 1.5, 4, 4, 4, 7.5, 7.5, 7.5, 7.5, 10$

となる。このとき，介入群の5人の順位は

$4, 7.5, 1.5, 7.5, 1.5$

となり，その順位和は22となる。

8.3 練習問題

練習問題7.1（p.95）のデータに対して，介入群の順位和を求めよ。

データにタイが含まれている場合とタイがない場合とでは，考える順位和の分布は異なる。もちろん，タイがある場合にも正規分布での近似の方法が用いられ

る．ただし，タイのない場合と順位和の分布の平均は同じであるが，分散は異なるので注意しなければならない．タイがある場合の分散としては，次の式が用いられる．

$$\frac{mn}{m+n-1}\left\{\frac{1}{m+n}\left(\sum_{i=1}^{n+m} s_i^2\right) - \frac{(m+n+1)^2}{4}\right\}$$

ただし，s_iは，介入群と対照群の順位として出てくるものを表している(章末参考文献：柳川，1982)．タイがある場合は，同じ順位が複数あるが，s_iの2乗の和を考えるときには，同じ順位を持つ数だけカウントすることにする．

コラム 特定保健用食品

特定保健用食品とは，生理学的機能などに影響を与える保健機能成分を含む食品で，消費者庁長官の許可を得て特定の保健の用途に適する旨を表示できる食品のことを言う．「血糖・血圧・血中のコレステロールなどを正常に保つことを助ける」「おなかの調子を整える」などの様々な保健機能を持つ製品が次々と出されている．この特定保健用食品として認められるためには，その食品の安全性や有効性を示す必要があるため，それを示すためにヒトを対象にした試験が行われている．これらの試験においても，2群の比較が行われることが多く，実際に特定保健用食品の有効性を示すデータは公表されているので，それらをチェックしてみてはどうだろうか．

課題の解決

まず，対照群と介入群の被験者を合わせた40人の結果を小さい順に並べ替え，タイを意識して順位をつける．対照群の被験者の順位を書き出すと，次のようになる．

対照群の順位

19	7.5	15.5	1	17	7.5	22	2	13.5	27
11.5	11.5	28	20.5	23	6	4	3	15.5	18

この対照群の順位和を計算すると273となる．対照群と介入群はそれぞれ20人であるから，ある程度データのサイズは大きいので，ここでは順位和の分布に対して正規分布での近似を適用して，p値を計算する．まず，順位和の平均は

$$\frac{20\times(20+20+1)}{2} = 410$$

となり，分散はタイがある場合の分散を求めると

$$\frac{20 \times 20}{(20+20-1)}\left\{\frac{1}{(20+20)}順位の2乗の和 - \frac{(20+20+1)^2}{4}\right\} \cong 1299$$

となる。この平均と分散を使って，対照群の順位和を標準化すると

$$\frac{273-410}{\sqrt{1299}} \cong -3.8$$

となる。標準正規分布で-3.8以下の値をとる確率は0.1%以下となる。両側検定を考えても，この確率はかなり小さいので有意水準5%で帰無仮説は棄却され，介入群は対照群よりもγ-GTPの上昇が大きいことが示される。

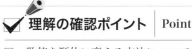

理解の確認ポイント | Point

- [ ] 数値を順位に変える方法について
- [ ] ウイルコクスン検定の基本的な考え方
- [ ] 2群比較のt検定の考え方とウイルコクスンの順位和検定の特徴やその使い分けの方法について

8.4 演習問題

1. 第7章の7.3演習問題 表7.2（p.103）の降圧剤のデータに対して，ウイルコクスンの順位和検定を適用せよ。

【参考文献】
● 柳川堯「ノンパラメトリック法」培風館，1982．

第9章 割合の違いを検討する〜分割表の解析

Key WORD
カイ二乗分布，ピアソンのカイ二乗検定，フィッシャーの直接確率法，患者対照研究，オッズ比

この章の目的
本章では，結果が質的な変量として与えられる場合の割合の違いを調べる方法について説明する。一般的によく用いられるピアソンのカイ二乗検定だけではなく，小さな度数のセルが存在する場合にも適用できるフィッシャーの直接確率法についても紹介する。また，医学研究でよく用いられる患者対照研究の分析の方法についての基本的なアイデアを紹介する。

この章の課題
ある疾病の原因を探るために，ある病院に診察に来た患者の中で，目的の疾病と診断された50人と他の疾病と診断された50人の間で，遺伝子の違いを調べた。その結果，ある遺伝子のタイプの分布として，次の表のような結果が得られた。

遺伝子	患者	対照
タイプA	35	23
タイプB	15	27

この結果を用いて，遺伝子のタイプによってこの疾病にかかる可能性が異なると言えるだろうか。

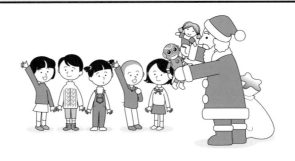

9.1 割合の違いを調べる

疾病の原因や治療の効果を評価する際には，結果の変数として病気にかかったのかそうでなかったのか，治療の効果があったのかなかったのか，というように2つのカテゴリーのどちらかを選択する形のものが用いられる場合が多い。例えば，ある病院では8年前から新しい手術方法を実施している。この新しい手術方法の効果を評価するために，手術後の5年生存の状況を調査した。新しい手術方法の導入後，5年生存の状況が確定している3年間と導入前の3年間の結果をまとめたところ，表9.1が得られた。

	5年生存	5年以前の死亡	合計
新手術	30	23	53
従来の手術	22	24	46

表9.1　手術方法による5年生存の状況

この結果を見ると，従来の手術での5年生存率は47.8％で，新手術での5年生存率は56.6％であった。この結果から新手術の方が従来の手術よりも効果があると言えるだろうか。第4章で説明した方法を使って，それぞれの手術での5年生存率の95％信頼区間を求めると，

　　従来の手術：34.4％ 〜 61.3％
　　新手術　　：43.3％ 〜 69.9％

となる。この2つの信頼区間は重なりがあり，新手術の方が効果があるという証拠としては不十分である。このように，2つの割合の間に違いがあるかどうかを調べる統計的検定がある。

一般に，処理群と対照群の人数をそれぞれm人とn人とし，そのうち成功した人数をそれぞれx人とy人とすると，表9.2のように表せる。

	成功	失敗
処理群	x	$m-x$
対照群	y	$n-y$

表9.2　2×2表にまとめられたデータ

このような表にまとめられたデータは分割表データ，あるいは2×2表データとよばれる。また，処理群の成功と失敗の人数を表している横の並びを行とよび，処理群や対照群の成功人数を表している縦の並びを列とよぶ。さらに，それぞれ

の人数を表している部分をセルとよぶ。2×2表データの場合には，セルの数が4つある。

2×2表データに対する確率モデルとしては次のようなモデルが用いられることが多い。まず，処理群での成功の割合をp，対照群での成功の割合をqとする。そして，xは確率p，繰り返し回数mの二項分布であると仮定し，yは，確率q，繰り返し回数nの二項分布と仮定する。帰無仮説は，処理群と対照群で成功する割合に違いがない，すなわち $p=q$ とし，対立仮説は，$p \neq q$ を考える。基本的なアイデアとしては，$p-q$の推定値

$$\hat{p}-\hat{q} = \frac{x}{m} - \frac{y}{n}$$

が0より離れた値であれば帰無仮説を棄却するという手法を考える。そこで，$\hat{p}-\hat{q}$の平均と分散を求めると，平均は$p-q$，分散は$\frac{p(1-p)}{m}+\frac{q(1-q)}{n}$となる。帰無仮説のもとでは$p=q$を仮定するので，共通の5年生存率を$r$で表すと，帰無仮説を仮定したときの$\hat{p}-\hat{q}$の分散は$\left(\frac{1}{m}+\frac{1}{n}\right)r(1-r)$と表せる。$r$の推定としては，2つの群を合わせた5年生存率である$\hat{r}=\frac{x+y}{m+n}$を用いる。$\hat{p}-\hat{q}$を平均と分散で標準化した

$$\frac{\hat{p}-\hat{q}}{\sqrt{\left(\frac{1}{m}+\frac{1}{n}\right)\hat{r}(1-\hat{r})}}$$

を考えると，帰無仮説のもとで，この分布は標準正規分布に近い分布となる。一般的には，これを2乗したもの，すなわち

$$\frac{(\hat{p}-\hat{q})^2}{\left(\frac{1}{m}+\frac{1}{n}\right)\hat{r}(1-\hat{r})} = \frac{(m+n)(nx-my)^2}{mn(x+y)(m+n-x-y)}$$

を**カイ二乗統計量**とよび，この分布が帰無仮説のもとでは自由度1のカイ二乗分布に近い分布となるという結果を用いて判断することが多い。自由度1のカイ二乗分布では，3.84以上の値をとる確率は5%であるから，上の統計量が3.84以上のとき帰無仮説が棄却され，2つの手術法によって5年生存率に違いがあることが示せることになる。この検定は，**ピアソンのカイ二乗検定**とよばれている。

上の5年生存率の例では，$m=53$, $n=46$, $x=30$, $y=22$であるから，カイ二乗統計量の値は0.761となり，有意水準5%で5年生存率における2つの手術方法の違いを示すことができない，という結論となる。

ただし，このカイ二乗分布での近似は，mやnがある程度大きいことを前提としているため，m，nが小さいときには近似が悪くなる恐れがある。このような場合の方法については，9.2節で取り扱う。

2つの割合の違いを調べるとき，その違いの大きさをはかる指標として割合の差を考える場合と，割合の比を考える場合がある。医学研究では，病気のリスクを調べる場合が多く，$p-q$をリスク差といい，$\frac{p}{q}$をリスク比とよぶ。上の説明ではリスク差について考えていたが，リスク差とリスク比を考える場合でも，ピアソンのカイ二乗検定は適用できる。

9.1

ある薬の効果には，患者の遺伝子のタイプが影響している可能性があり，それを調べるために，2つの遺伝子タイプに分けて，薬の効果を調べた。その結果，次の表のような結果が得られた。

遺伝子タイプ	効果あり	効果なし
A	40	28
B	38	43

この結果から，遺伝子のタイプによって薬の効果に違いがあるかどうかをピアソンのカイ二乗検定を使って検討せよ。ただし，有意水準は5％を用いるものとする。

(解説)

遺伝子タイプAの人が68人，Bの人が81人であるから，$m=68$，$n=81$である。このうち効果があった人が40人と38人であるから，$x=40$，$y=38$であり，この値をカイ二乗統計量の計算式に当てはめると

$$\frac{(68+81)(81\times40-68\times38)^2}{68\times81\times(40+38)(68+81-40-38)} = 2.10$$

となる。自由度1のカイ二乗分布の上側5％点である3.84よりもこの値は小さいので，有意水準5％とすると，遺伝子タイプの違いによって薬の効果に違いがあることは，このデータからは示せない。

9.1 練習問題

例題9.1と同様に，別の遺伝子のタイプで分けて薬の効果を調べたところ，次のような結果が得られた。

遺伝子タイプ	効果あり	効果なし
C	50	30
D	30	70

この結果から，遺伝子のタイプによって薬の効果に違いがあるかどうかをピアソンのカイ二乗検定を使って検討せよ。ただし，有意水準は5%を用いるものとする。

9.2 フィッシャーの直接確率法

ピアソンのカイ二乗検定では，統計量の分布を自由度1のカイ二乗分布で近似している。この近似は，m や n が大きな値をとるときには良い近似となるが，m や n が小さいときにはあまり良くない。この近似を用いる際の条件として，それぞれのセルの期待度数が5以上であることが一般的に用いられている。この期待度数とは，帰無仮説を仮定したときに最も期待される度数を意味している。例えば，表9.1の5年生存率の例で考えると，まず，新旧それぞれの手術の結果を合わせると，99例中52例で5年以上生存しており，5年生存率は52.5%となる。従来の手術を適用した46例と最近3年間の53例を，この割合を使って5年以上生存するかどうかを振り分けると，表9.3のようになる。表のそれぞれの値を期待度数と言う。

	5年以前の死亡	5年生存	合計
新手術	25.2	27.8	53
従来の手術	21.8	24.2	46

表9.3　2×2表の期待度数（例）

このデータでは，4つの期待度数のうち一番小さいもので21.8であるから，カイ二乗分布での近似に関しては，それほど問題とはならない。

それでは，カイ二乗分布での近似が良くない場合にはどうしたら良いのだろうか。仮想的ではあるが，上の5年生存率の状況で，次のような表が得られたと考えてみよう。

	5年以前の死亡	5年生存	合計
新手術	1	59	60
従来の手術	4	26	30

表9.4　手術方法による5年生存の状況

この場合には，5年以前の死亡の数が少なく，期待度数を計算すると5以下となる。そのため，期待度数を用いた基準では，このデータの場合，統計量のカイ二乗分布での近似が悪いと判断される。このような場合に用いられる統計的検定として，**フィッシャーの直接確率法**がある。この方法では，新手術でも従来の手術でも5年生存率には違いがないものとして，観測された結果が得られる確率を計算する。このときの確率としては，全体の5年生存者数の合計を固定した場合の条件つき確率を用いる。この確率の計算は，次のように考えることができる。まず，90個の症例を2つの色の球で表現する。すなわち，袋の中に85個の白い球（5年間生存することが決まっているもの）と5個の赤い球（5年以前に死亡することが決まっているもの）が入っていると考える。その中から新手術を行う60個の球を取り出し，従来の手術を行う30個と分けると考える。このように考えると，この問題は高等学校などで取り扱う，袋から球を取り出す確率の問題として考えることができ

$$\frac{{}_5C_1 \times {}_{85}C_{59}}{{}_{90}C_{60}} = \frac{\dfrac{5 \times 85 \times 84 \times \cdots \times 27}{59 \times 58 \times \cdots \times 1}}{\dfrac{90 \times 89 \times \cdots \times 31}{60 \times 59 \times \cdots \times 1}}$$

のように計算できる。この確率は0.037となる。このデータでは，新手術の方が5年生存率が高いので，この結果よりももっと新手術の5年生存率が高くなる場合についても確率を計算してその合計を求める。すなわち，「新手術ではすべての患者が5年生存する」場合の確率0.003を0.037に加えて0.040となる。この値をp値とする。この場合，p値は4%となる。両側検定の場合には，この値を2倍したものをp値として用いる。フィッシャーの直接確率法では，p値が有意水準よりも小さいときに帰無仮説を棄却するという方法をとる。

　この方法では，カイ二乗分布による近似を用いず，条件つき確率を正確に計算してp値を求めることから直接確率法とよばれている。

9.3 患者対照研究

　医学研究においては，ある病気の患者と健康な人の違いを調べることによって，その病気の原因を調べる方法がとられることがある。このような研究方法を**患者対照研究**あるいは**ケース・コントロール研究**と言う。例えば，次の表9.5はある病院に受診した肺がん患者174人と，その患者と性別や年齢が同じ外来患者（こ

のグループを対照群と言う）を集めた174人の喫煙状況を分類したものである。

	患者	対照
非喫煙者	11	47
喫煙者	163	127

表9.5　肺がんと喫煙との関係

　ただし，喫煙者には現在喫煙をしている人と現在はやめているが過去に喫煙していた人も含んでいる。この表では，患者と対照それぞれ174人をまず選び，喫煙しているかどうかで分類している。すなわち，患者の中での喫煙者の割合93.7％と対照群での喫煙者の割合73.0％を比較しており，かなり患者群の中での喫煙者の割合が高いことが示されている。

　ただし，この表から喫煙者の中で肺がんにかかった人の割合や，非喫煙者の中で肺がんにかかった人の割合を求めることはできない。それは，対照群はあくまでも患者でない人たちの中の一部の人を調べているにすぎないからである。それでは，この結果を使って，喫煙者の方が，肺がんにかかる人の割合が高いということは言えないのだろうか。実は，具体的な患者の割合を推定することはできないが，喫煙者と非喫煙者の間の割合の大小関係については示すことができる。そのときに用いられるのが，**オッズ比**という指標である。患者群での喫煙者の確率を$P(喫煙|患者)$のように表すことにすると，オッズ比は次のように表現することができる。

$$オッズ比 = \frac{\frac{P(喫煙|患者)}{P(非喫煙|患者)}}{\frac{P(喫煙|非患者)}{P(非喫煙|非患者)}}$$

　患者群での喫煙率が対照群よりも高ければ，オッズ比は1より大きくなり，低ければオッズ比は1より小さくなる。そのため，オッズ比を求めることで，どちらの群の喫煙率が高いかを判断することができる。

　実は，確率の性質から，このオッズ比は喫煙群での患者の割合や非喫煙群での患者の割合を使って，次のように書き直すことができる（章末参考文献：柳川，1986）。

$$\text{オッズ比} = \frac{\dfrac{P(\text{患者}|\text{喫煙})}{P(\text{非患者}|\text{喫煙})}}{\dfrac{P(\text{患者}|\text{非喫煙})}{P(\text{非患者}|\text{非喫煙})}}$$

この性質を用いると，オッズ比を患者対照研究でのデータから推定することで，喫煙者での患者の割合と非喫煙者での患者の割合の関係を示すことができるのである。表9.2 (p.116) のようなデータの場合には，オッズ比は次のように推定する。

$$\frac{\dfrac{x}{m-x}}{\dfrac{y}{n-y}} = \frac{\dfrac{x}{n-y}}{\dfrac{y}{m-x}}$$

例えば，上の例では患者対照研究から推定されるオッズ比は次のようになる。

$$\text{オッズ比} = \frac{163 \times 47}{11 \times 127} = 5.48$$

この値は，1より大きいので，もう1つのオッズ比の式から，喫煙者での患者の割合の方が非喫煙者での患者の割合よりも高いことが示される。

また，喫煙者と非喫煙者で肺がんにかかる確率が変わらない場合にはオッズ比は1となる。オッズ比が1であることを調べることは，患者対照研究で患者群での喫煙者の割合と対照群での喫煙者の割合が等しいかどうかを調べることと一致するので，9.1節や9.2節で用いた方法を適用することができる。このように，患者対照研究でもある要因の結果への影響を調べることができるのである。

9.4 その他の分割表

質的変量のカテゴリー数は必ずしも2つとは限らない。3つ以上のカテゴリーを持つ場合には，度数をまとめた表は2×2表よりも大きな表となる。その場合の解析方法について，簡単に紹介しよう。

<2つの質的変量間の関係>

2つの質的変量の間に関係があるのかどうかを見るには，一方の変量のカテゴリーごとに，もう一方の変量の分布を調べる。この分布が同じであれば，2つの変量の間には関係がないことになる。例えば，2つの薬を評価するために，どちらの薬を投与したのかは明らかにせず，医師に著効，有効，無効，悪化の4段階で評価してもらったところ，次のような結果が得られた。

	著効	有効	無効	悪化
薬1	20	25	10	5
薬2	25	25	5	5

表9.6　薬の効果

このように，行の数や列の数が2よりも大きな場合でも，ピアソンのカイ二乗検定を適用することができる．まず，9.2節で示した期待度数を求める．この期待度数は，まず全体の著効，有効，無効，悪化の割合を計算し，薬1や薬2を用いたグループ内でもこの割合で対象者が分かれた場合の人数を計算する．全体の著効の割合は，$\frac{45}{120}$であるから，薬1での著効の期待度数は，薬1を用いた人60人に全体の割合$\frac{45}{120}$を掛けた22.5人となる．他も同様に計算すると，次の表のような期待度数が得られる．

	著効	有効	無効	悪化
薬1	22.5	25.0	7.5	5.0
薬2	22.5	25.0	7.5	5.0

表9.7　薬の効果（期待度数）

そして，それぞれのセルにおいて，実際の観測度数と期待度数のずれをはかるために

$$\frac{(観測度数-期待度数)^2}{期待度数}$$

を計算し，各セルごとの値をすべて合計した値を統計量として用いる．例えば，薬1で著効の人は20人であり，その期待度数は22.5であるから，このセルでのずれは

$$\frac{(20-22.5)^2}{22.5} = 0.278$$

となる．その他のセルでも同様に計算し，合計すると2.222となる．検定を行うには，薬1と薬2の効果に違いがないという帰無仮説のもとで統計量の分布を求める必要がある．この分布は表の行の数Iや列の数Jによって異なり，自由度が$(I-1)(J-1)$のカイ二乗分布で近似することができる．自由度$(I-1)(J-1)$の上側100α％を$\chi^2((I-1)(J-1), \alpha)$とすると，統計量の値が$\chi^2((I-1)(J-1), \alpha)$より大きいとき，帰無仮説を棄却することで有意水準$\alpha$の検定を構成することが

できる。このカイ二乗分布の性質などについては，章末参考文献の柳川(1986)を参照してほしい。

<一方の質的変量に順序関係がある場合>
　上の例のように，薬の効果の間に順序がついている場合には，この順序関係を利用した薬の評価を行う必要がある場合もある。このような場合の手法については，柳川(1986)で詳しく書かれているので，参照してほしい。また，著効を1，有効を2，無効を3，悪化を4という値で表現し，第8章で述べたウィルコクスン検定が適用される場合もある。

課題の解決

　この研究方法は，患者対照研究である。この研究デザインにおいては，遺伝子のタイプごとの疾患にかかる確率を求めることはできない。しかし，オッズ比を用いることで関係の有無を調べることは可能である。実際，この調査結果からオッズ比を推定すると

$$\frac{35 \times 27}{15 \times 23} = 2.74$$

となる。この値は1よりもかなり大きい。ピアソンのカイ二乗検定を適用すると，カイ二乗統計量は5.91であり，自由度1のカイ二乗分布の上側5％点である3.84よりも大きいので，有意水準5％で「患者群と対照群で遺伝子の割合が同じである」という帰無仮説は棄却される。このことから，「遺伝子の違いは疾病の発生に影響する」という結論が導かれる。この場合，それぞれのセルの期待度数を調べると，どのセルでも5よりも大きいので，カイ二乗分布での近似する点については，問題はないと考えられる。念のためフィッシャーの直接確率法を適用すると，p 値は0.025となり，この手法でも帰無仮説は棄却できることが示せる。

　この結果は，遺伝子のタイプによって病気の発生の割合が異なることを意味している。ただし，同じ集団に対して，この他の遺伝子についてもいろいろ検討していたとすると，検定を複数回行っていることになる。そのため，もし，これらの遺伝子がすべて病気との関係がないとしても，その中のどれかの遺伝子に関する検定が有意となる可能性は，上で示した有意水準よりもかなり高くなっている。このような現象は，検定の多重性の問題とよばれている。この点については，章末参考文献の永田・吉田(1997)を参照してほしい。

> **コラム** 「疫学の父」ジョン・スノウ
>
> 2×2表の解析は，統計学の中でもシンプルでよく用いられる方法の1つである。しかし，この方法が多くの人の命を救うこともある。19世紀のロンドンでコレラという疫病が大流行しており，数十万人もの死亡者が出たと言われている。この状況を救ったのが，外科医であるジョン・スノウである。スノウは，コレラで亡くなった人の家を訪れ，コレラにかかった人とかかっていない人の違いを調べた。その結果，AとBという2つの水道会社のどちらを利用しているのかによって，コレラによる死亡者数が大きく異なることが分かったのである。ただし，2つの水道会社を利用している家の数も大きく違っていたため，死亡者数で比較することはできない。そこで，1万軒当たりの死亡者数で比較したが，それでも8.5倍の違いがあることが明らかになったのである。このデータは，正確には2×2表のデータではないが，基本的には同じアイデアを用いて分析している。この結果，スノウは「しばらくの間，水道会社Aの水を使うのをやめることを提案し，これでコレラの流行が止まったと言われている。このことから，ジョン・スノウは「疫学の父」とよばれている。(参照，西内(2013))

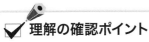

理解の確認ポイント	Point

- ☐ ピアソンのカイ二乗検定の基本的な考え方
- ☐ フィッシャーの直接確率法の基本的な考え方
- ☐ 患者対照研究でのオッズ比の役割

9.2 演習問題

1. 表9.5 (p.121) で示されている肺がんと喫煙の関係を調べる患者対照研究の結果に基づいて，有意水準5%で肺がんと喫煙の間に関係があるかどうかを検討せよ。

【参考文献】
- 永田靖・吉田道弘「統計的多重比較法の基礎」サイエンティスト社, 1997.
- 西内啓「統計学は最強の学問である」ダイヤモンド社, 2013.
- 柳川堯「離散多変量データの解析」共立出版, 1986.

第10章 必要な標本サイズを決定しよう

Chapter 10

Key WORD	検出力，例数設計，t検定，カイ二乗検定

この章の目的	本章では，検証的な実験や臨床試験を計画する段階で必要となる統計的な部分について考える。特に，2つの群に違いがあるときに，ある程度の確率で，統計的検定を用いてそれを示すことができるように計画を立てることを目的とする。そのために，対立仮説のもとで帰無仮説を棄却する確率を計算する方法や，それに基づいた標本サイズの決定法について学習する。ここでは，2群の平均の比較をするt検定と，2群の割合の比較を行うピアソンのカイ二乗検定を用いる場合について取り扱う。

この章の課題	第7章の課題では，糖尿病のリスクが高い人を対象に，ある種の食事指導や運動教室を行うことが，糖尿病予防に効果があるかどうかを，統計的検定を用いて判断した。このような臨床試験を実施するには，研究に協力いただく方が必要であり，またそれを実施するためには多くの費用を必要とする。そのため，効果の有無を与えられた条件の中で効率的に調べることができるように，計画をしっかり立てておくことが重要である。そこで，計画段階で統計的に気をつけることについて考えてみよう。

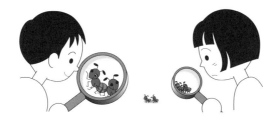

10.1 比較可能性を考える

　食事指導や運動教室が糖尿病予防に効果があることを示したい場面を考える。しかし，食事指導や運動教室を実施した場合の結果だけを集めても，残念ながらその効果を明らかにすることはできない。そのため，第7章の課題で取り扱ったように，食事指導や運動教室を実施した介入群の他に，そのような介入を実施していない対照群を設定して，その結果を比較する必要がある。ただし，介入群と対照群の被験者を選ぶ際には，介入を実施しているかどうかという違い以外には，2つの群には違いがないという条件を満たすように気をつけることが大切である。それは，この条件を満たしているという前提によって，介入群と対照群の比較可能性を保証しているからである。例えば，評価項目として腹囲を考えたとすると，測定を行う際の方法や注意点を統一することや，研究開始の測定と最終的な結果を得る測定までの期間をしっかり調整して統一するなど，様々な条件を同一に保つ必要がある。

　それに加えて，この研究のようにヒトを対象に行う臨床試験の場合には，個人差を考慮する必要がある。例えば，介入を実施した群の方に，偶然糖尿病のリスクが比較的低い人たちが集まっていたとすると，介入を実施した群で良い結果が得られたとしても，それは介入の効果なのか，もともとリスクの低い人たちが集まっていた影響なのか，それを判別することはできない。そのため，介入の有無以外の条件をそろえるために，様々な努力を行う必要がある。

　例えば，男性と女性では様々な違いがあるため，2つの群での男女の割合は等しくすることが望ましい。基本的には研究参加者を男女に分けて，それぞれで2つの群に分けていくことが考えられる。性別だけでなく，腹囲の差という結果に影響を与える変数については2つの群での分布をそろえておくことが望ましい。しかし，介入の有無以外のすべての変数を調整することは難しいだろう。また，研究を実施する際に想定されていない変数でも結果に影響を与えているものがある可能性もある。この問題を解決するために，ランダム割り付け法が用いられる。

　ランダム割り付け法とは，くじ引き等の確率的な操作を使って均一に2つの群に分ける方法である。この方法によって，どの被験者も介入群と対照群に入る確率が等しくなり，2つの群をほぼ同等の集団として見ることができるのである。また，調整できる変数をもとに，あらかじめ被験者を均一なグループに分けておき，そのグループごとにランダムに割り付ける方法が用いられる場合もある。

10.2 検定の検出力

2つの群の比較可能性は保たれているものとして，次にそれぞれの群の研究対象者の人数について考えよう．調査や臨床試験を行う前に，必要な研究対象者の人数を検討することは**例数の設計**とよばれている．この例数設計について説明する前に，統計的検定の検出力について考えておく必要がある．第7章では，2つの群の平均の違いの有無を調べるための統計的検定法として2標本の t 検定について説明した．この検定では，「2つの群の平均に違いがない」という帰無仮説を設定して，帰無仮説が成り立つ場合に，誤って帰無仮説を棄却してしまう確率を有意水準以下に抑えるように検定が構成されていた．このように検定を構成する際には，帰無仮説が正しいときの統計量の分布に焦点が当てられており，この分布に基づいて検定を導出してきた．例えば，2標本の t 検定においては，帰無仮説での t 統計量の分布は t 分布に従っていたので， t 分布の上側の2.5％点以上の値を t 統計量がとるとき，または下側の2.5％点以下の値を t 統計量がとるときに帰無仮説を棄却するように棄却域を設定している．一方，研究を実施する研究者は，食事指導や運動教室のような介入を行うことで効果があると当然考えているはずである．そのため，研究を行う目的は，帰無仮説を棄却して新しい方法の有効性を示すことにある場合が多い．その意味では，実際に実験を行った際に，目的通りに帰無仮説を棄却できることが重要である．この帰無仮説を棄却できる確率のことをこの検定の**検出力**と言う．

検出力を求めるためには，対立仮説での t 統計量の分布を求めることが必要である．ただし，対立仮説と言っても様々な状況が考えられる．例えば，第7章の2標本の t 検定 (p.94) では，「介入群と対照群の平均が異なる」という対立仮説を考えているが，2つの群の平均が異なると言っても，平均の差が0.1である場合もあれば，平均の差が1である場合もあるだろう．この母集団の平均の違いによって帰無仮説を棄却できる確率は当然変化する．介入群の平均の方が高い場合について考えると， t 統計量の分布は，中心が正の値となり図10.1の右のグラフのような形となる．この図で，黒い部分の面積が帰無仮説を棄却する確率を表している．帰無仮説が成り立つ場合の左のグラフに比べて，右のグラフの方がこの確率が高くなっていることが分かる．この分布は非心 t 分布とよばれる．この分布は平均の差や2つの群で共通の分散の値によって変化する．この分布の詳しい説明については，章末参考文献：永田 (2003) を参照してほしい．

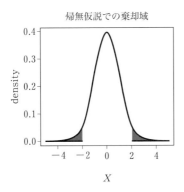 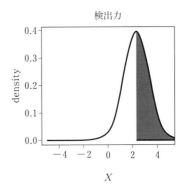

図10.1　t統計量の分布（帰無仮説の場合と対立仮説の場合）

例えば，第7章の例題7.2（p.96）の状況を考えてみよう。対照群の平均を0として，介入群の平均を$\varDelta$とする。共通の分散は1.25に固定して考えよう。$\varDelta$を変化させたときの検出力を計算すると，図10.2のようになる。$\varDelta$が小さいときには，検定の有意水準に近い値となっており，$\varDelta$が大きくなるにつれて検出力は大きくなることが分かる。

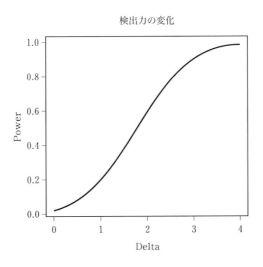

図10.2　検出力の変化

$\varDelta$以外に検出力に影響を与えるものとして，共通の分散の値とそれぞれの群の標本サイズが考えられる。これらの要因の検出力への影響をまとめると，次のよ

うになる。

> **検出力の性質**
> 1) Δ の絶対値が大きいほど，検出力は高くなる。
> 2) 共通の分散が小さいほど，検出力は高くなる。
> 3) それぞれの群の標本サイズが大きいほど検出力は高くなる。
> 4) 2つの群の標本サイズの合計を固定して考えると，2つの群の標本サイズが等しいときが最も検出力は高くなる。

10.3 連続データの2群比較の場合

 上でも述べたように，統計的検定では帰無仮説の分布によって検定の棄却域が決まってしまうため，実験の方法が確定してしまうと検出力を変化させることはできない。そのため，高い検出力を得るためには，実験の方法を定める際に工夫をするしか方法はない。連続データの2群比較において，検出力を高くするには2つの方法が考えられる。1つは，測定の精度を高めたり，個人差を小さくしたりすることによって，2つの群の母集団の分散を小さくすることであり，もう1つは各群の標本サイズを大きくすることである。母集団の分散については，それぞれの研究のテーマや対象によって異なるため，その範囲内でできるだけ小さくなるように努力してもらうこととして，ここではそれぞれの群の標本サイズについて考えていくことにする。

 まず，検出力については様々な要素が影響するため，標本サイズを決定するためには，いくつかの要素を確定しておく必要がある。
1) それぞれの群の母集団の分散
2) 想定する2つの群の母集団の平均の差 $\mu_1 - \mu_2 = \Delta$
3) 有意水準 α
4) 達成したい検出力の大きさ $1-\beta$[1]

 このうち，2)の母集団の平均の差については，これまでの基礎的な研究の結果に基づいて効果を数値化したり，逆に専門的な知見からこの程度の違いがなければ効果があると言えない値を考えたりして，決定することになる。この平均の差が小さいときには，検出力は有意水準 α に近い値となってしまうだろう。また，

---

[1] 検出力を表現するときには，帰無仮説を棄却できない確率を β として，検出力を $1-\beta$ と表すのが一般的である。

達成したい検出力の大きさについても，研究の目的によって異なってくるが，一般的に80％が用いられることが多い。

次に，具体的な標本サイズの決定の方法について考えよう。上の4つの条件が決まれば，標本サイズを数学的に求めることが可能である。まず，2つの標本のサイズの比について考える。例えば，同じ100人という被験者を考えて，この100人を2つの群に割り付けるとすると，検出力の性質4) より，2つの群の標本サイズが等しくなるときが最も検出力が高くなるので，2群の標本サイズは等しい，すなわち $m=n$ という設定で，標本サイズを決めていけば良い。

ある程度高い検出力を得るには，標本サイズも大きく設定する必要があるため，t 統計量の分布は正規分布にかなり近くなると考えても良い。そこで，この正規分布での近似を使って，検定の棄却域を考えよう。帰無仮説のもとでは，t 統計量の分布は標準正規分布で近似できるため，正規分布の上側 $100\frac{\alpha}{2}$ ％点 $Z\left(\frac{\alpha}{2}\right)$ を求める。このとき，T 統計量の絶対値が $Z\left(\frac{\alpha}{2}\right)$ より大きな値をとるときに棄却することで，有意水準 α の検定を構成できる。一方，T 統計量の対立仮説 $\mu_1-\mu_2=\varDelta$ での分布についても，平均 $\dfrac{\varDelta}{\sqrt{\dfrac{2\sigma^2}{n}}}$，分散1の正規分布で近似して考える。このとき，検出力は次のように計算することができる。

$$P\left\{|T|>Z\left(\frac{\alpha}{2}\right)\right\}=P\left\{T>Z\left(\frac{\alpha}{2}\right)\right\}+P\left\{T<-Z\left(\frac{\alpha}{2}\right)\right\}$$

$\varDelta>0$ の場合には，第2項はかなり小さくなるので，第1項のみを考えれば良い。第1項は，次のように変形することができる。

$$P\left\{T>Z\left(\frac{\alpha}{2}\right)\right\}=P\left\{T-\frac{\varDelta}{\sqrt{\frac{2\sigma^2}{n}}}>Z\left(\frac{\alpha}{2}\right)-\frac{\varDelta}{\sqrt{\frac{2\sigma^2}{n}}}\right\}$$

$T-\dfrac{\varDelta}{\sqrt{\dfrac{2\sigma^2}{n}}}$ は標準正規分布となるので，検出力を $1-\beta$ とするためには

$$Z\left(\frac{\alpha}{2}\right)-\frac{\varDelta}{\sqrt{\frac{2\sigma^2}{n}}}=Z(1-\beta)$$

を満足するように n を設定すれば良い。この式を n について解くことによって，次の結果が得られる。

連続データの2群の比較の際の各群の標本サイズ
$$n = 2\left(\frac{Z\left(\frac{\alpha}{2}\right)+Z(\beta)}{\frac{\Delta}{\sigma}}\right)^2$$

この結果を用いて，次の例題10.1を考えてみよう。

10.1

例題7.1（p.95）と同様の設定において，介入群と対照群の母集団での平均がそれぞれ1と0であり，共通の分散が1.25であると仮定する。このとき，有意水準5％の検定をするとき，検出力が80％となるように標本サイズを決定せよ。
（解説）
母集団での介入群と対照群の平均の差が1であるから$\Delta=1$とする。また，分散は1.25であるから$\sigma=\sqrt{1.25}$となる。また，有意水準を5％とするので，$\alpha=0.05$であり，検出力が80％であるから$\beta=1-0.8=0.2$となる。2つの群の標本サイズは等しいと仮定し，$Z(0.025)=1.96$，$Z(0.2)=0.84$となることを用いると

$$n = 2\left(\frac{1.96+0.84}{\frac{1}{\sqrt{1.25}}}\right)^2 \approx 19.6$$

となり，2つの群の標本サイズを20以上とすれば良い。

10.1 練習問題

眼圧が34mmHg以上の患者を対象に，ある眼圧降下薬の効果を検証する。臨床試験の同意を得た患者さんをプラセボ群と対象薬群に分けて，1日1回12週間，両眼に1滴ずつ点眼する。対象薬群では12週間後には眼圧が2mmHg減少することを想定して，t検定が，有意水準5％，検出力80％となるように，2群の標本サイズを決定せよ。なお，12週間の間の眼圧変化の標準偏差は2つの群ともに2.5mmHgであると仮定する。

10.4 割合に関する2群比較の場合

次に,第9章で取り扱ったピアソンのカイ二乗検定においても,同様にして必要な標本サイズの決定の方法について考えよう。ここでも2つの群の標本サイズが等しい場合を考えることにする。第9章で述べたように,この検定は基本的には,2つの群の割合の差を標準化したものを考えているので

$$\frac{\hat{p}-\hat{q}}{\sqrt{\frac{2}{n}\hat{r}(1-\hat{r})}}$$

が近似的に標準正規分布に従うことを利用して導かれている。対立仮説のもとでは,$\hat{p}-\hat{q}$ の分散が,$\frac{1}{n}\{p(1-p)+q(1-q)\}$ となり,帰無仮説のもとでの分散と少し食い違うことと,対立仮説のもとでは $\hat{r}$ の期待値が $\frac{p+q}{2}$ となることを考慮する必要がある。これらの点を考慮すると標本サイズは,次のように与えられる。

2つの割合の差の検定に対する標本サイズ

$$n = \left\{ \frac{Z\left(\frac{\alpha}{2}\right)\sqrt{2\bar{p}(1-\bar{p})} + Z(\beta)\sqrt{p(1-p)+q(1-q)}}{p-q} \right\}^2$$

ただし,$\bar{p} = \frac{p+q}{2}$ である。

2つの割合の差の検定に対する標本サイズの決定については,章末参考文献の丹後(1993)で詳しく書かれているので,興味があればこちらも参照してほしい。

例題 10.2

ある病気に対する手術方法を考えている。従来の手術法と新しい手術法において，5年生存率に違いがあるかどうかを調べる。従来の手術での5年生存率は50％であるが，新しい手術を実施することで5年生存率が高くなることが期待されている。有意水準を5％として，新しい手術の5年生存率が60％であるときの検出力が80％となるように，2つの群の標本サイズを決定せよ。

(解説)

従来の手術法の5年生存率が50％であり，新しい手術法の5年生存率を60％と考えるので，$p=0.6$, $q=0.5$ とする。有意水準は5％であるから，$\alpha=0.05$, 検出力が80％より，$\beta=0.2$ となる。このとき，求める標本サイズは

$$n = \left(\frac{1.960\sqrt{2 \times 0.55 \times (1-0.55)} + 0.842\sqrt{0.6 \times (1-0.6) + 0.5 \times (1-0.5)}}{0.6 - 0.5} \right)^2 = 387.4$$

となり，2つの群の標本サイズをそれぞれ388以上とすれば良い。

10.2 練習問題

慢性関節リウマチの治療について，2つの薬剤A，Bの効果を評価する。ACR20という治療効果基準を用いて改善が認められる割合を，薬Aでは35％，薬Bでは40％と想定する。カイ二乗検定を用いたときに，有意水準5％，検出力80％となるように標本サイズを決定せよ。

コラム 同等性の検定

新しい薬を販売するためには，厚生労働省の薬事審議会において承認を得る必要がある。しかし，いくつかの薬が開発され，ある程度効果のある薬が認可されると，その薬よりも，かなり効果のある薬を開発することはだんだん難しくなっていく。そのため，認可されている薬と同じくらいの効果がある薬であれば，その薬を認可するという方針が打ち出された。ほんの短い期間ではあるが，この同じくらいの効果があることを示すために，「統計的検定を実施して2つの薬に違いがないという帰無仮説が棄却できなければ良い」と考えられていた時期があった。しかし，この方法では，それぞれの群の標本サイズを小さくしておけば，帰無仮説「2つの薬の間に違いがない」を棄却する確率が低くなるため，効果に自信のない薬の場合には，ずさんな実験を行えば良いという問題が生じていた。今では，この問題を解決するために，認可されている薬の効果よりも少しだけ小さい効果を基準として，新しい薬がそれ以上の効果があることを積極的に示すことが求められるようになっている。

課題の解決

まず，食事指導や運動教室の実施方法と評価方法を決定する必要がある。例えば，介入群に対しては8週間にわたり食事指導や運動教室を実施し，対照群では通常の支援を行うなどの実施方法を決定する。実施期間についてはある程度効果の違いが生じる時期等を考える必要がある。評価指標としては，ここでは，介入前と介入後の腹囲の差を用いることにする。次に，この試験結果に対する統計的手法を決定する。腹囲は連続データであるから，2群の平均の差を調べる2標本の t 検定を用いることにする。有意水準は5％として，想定する対立仮説を決める。ここでは，介入群の方が対照群よりも平均的に1cmだけ少なくなると仮定する。また，2つのグループの分散も決定する必要があるので，それぞれ2.5であると仮定する。このように，想定する状況を確定することで，検出力が80％以上となるような2つの群の標本サイズを求めることができる。計画する際には，介入群と対照群の標本サイズは同じに設定する方が検出力が高くなるので，2つの標本サイズは等しい場合を考えることにする。2つの群の平均の差は1cmで分散は2.5と設定しているので，$\varDelta = 1.0$, $\sigma = \sqrt{2.5}$ とする。また，有意水準は5％で，目標とする検出力は0.8であることから，標本サイズは

$$n = 2\left(\frac{1.96 + 0.84}{\frac{1}{\sqrt{2.5}}}\right)^2 \approx 39.2$$

となる。よって，介入群と対照群の標本サイズをそれぞれ40以上に設定すれば良い。

✓ 理解の確認ポイント | Point

- □ 2つの群の比較可能性について
- □ 統計的検定の検出力の意味
- □ 2群の比較の t 検定を行う際の例数の設計
- □ 2群の割合の比較のカイ二乗検定を行う際の例数の設計

10.3 演習問題

朝食にリンゴ1個を食べるというダイエット法がある。この方法の効果を調べる方法を決定せよ。実験の方法や評価指標については，自分で設定しても良いものとする。

【参考文献】
- 永田靖「サンプルサイズの決め方」朝倉書店，2003．
- 丹後敏郎「新版　医学への統計学」朝倉書店，1993．

応用編

Statistics

応用編では複数の変量の関係を定量化する手法として回帰分析などを学習する。基礎編で学んだ2群の比較や分割表とのつながりを理解し，実際のデータに使える力を身につけよう。

第11章 …… 2つの変数はどんな関係？
　　　　　　〜相関と回帰
第12章 …… 薬の量と効き目の関係は？
　　　　　　〜ロジスティック曲線と判別
第13章 …… 打ち切りデータに慣れよう
　　　　　　〜生存時間解析
第14章 …… 同じ土俵で比べよう
　　　　　　〜層別化と偏相関係数
第15章 …… 折れ線を当てはめよう
　　　　　　〜重回帰モデルのアイデア

第11章 2つの変数はどんな関係？〜相関と回帰

Key WORD	散布図，共分散，相関係数，標準化，回帰直線，2×2分割表
この章の目的	2変量データは，散布図として視覚的に要約でき，その直線的な傾向は相関係数として定量化される。そして，相関係数が求められれば2変量データの関係を近似する(回帰)直線が得られる。本章では，2変量データから回帰直線が得られるまでの流れを概観し，その解釈を学ぶ。
この章の課題	赤ちゃんが生まれたことを伝えると「男の子？女の子？」という質問に次いで「何グラムだった？」とよく聞かれる。大きければ「丈夫そうで良かった」，小さければ「小さく産んで大きく育てるのが良い」という会話が続きそうだが，どういう場合に赤ちゃんの出生時体重は重くなるのだろうか。ここでは，赤ちゃんの体重と関係がありそうな変量を調べてみよう。

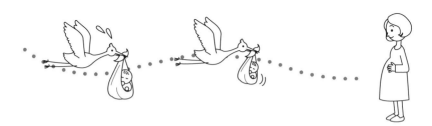

11.1 2変量の関係を要約する

表11.1は25人の赤ちゃん（男児11人，女児14人）の出生時体重データである。赤ちゃんの体重と関係のありそうな変量として性別，妊娠週数，母親の身長および体重も観測されている。

	赤ちゃんに関する変数			母親の妊娠前の変数	
個人番号	体重 (g)	性別*	妊娠週数	身長 (cm)	体重 (kg)
1	2760	1	36	157	45
2	3052	1	37	163	60
3	3124	1	38	160	59
4	2992	1	39	145	45
5	2998	1	39	151	43
6	3170	1	39	163	53
7	3204	1	39	163	54
8	3128	1	40	152	44
9	3162	1	40	152	48
10	3172	1	40	154	48
11	3216	1	40	161	48
12	2692	0	37	155	43
13	2750	0	37	157	47
14	2785	0	37	156	51
15	2884	0	37	157	58
16	2936	0	38	158	53
17	2939	0	38	156	55
18	2854	0	39	151	42
19	2940	0	39	150	50
20	3008	0	39	162	48
21	3094	0	39	157	60
22	2932	0	40	151	39
23	3066	0	40	159	48
24	3086	0	40	157	50
25	3122	0	40	159	51

表11.1　赤ちゃんの出生時体重データ
*赤ちゃんの性別は男なら1，女なら0と記述した．

11.1.1 | 2群の平均の差と箱ひげ図

　出生時体重は赤ちゃんの性にどの程度関係しているのだろうか。ここでは、今までの復習を兼ねて2群の比較について考えてみよう。まず、性別による体重の平均を求めたところ、表11.2に与えるように男児3089g、女児2935gであった。したがって、性による出生体重の違いは平均的には3089－2935＝154gあることが分かる。この違いは視覚的には図11.1の箱ひげ図（参照：第2章）としても示すことができ、平均だけでなく分布としても性差があることが示唆される。

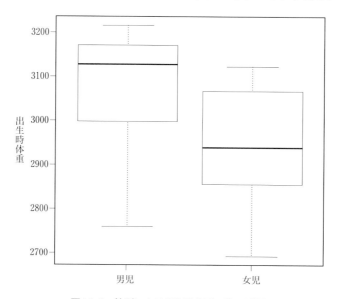

図11.1　性別による出生時体重の箱ひげ図

	25％点	中央値	75％点	平均値
男児	2998	3128	3172	3089
女児	2854	2938	3066	2935

表11.2　性別による出生時体重の四分位数と平均値

　これを統計的に検証するために、第7章で学んだ2群の平均の差の検定を適用すると、p値は0.009となり1％有意で「2群の平均に差がない」という帰無仮説は棄却される。したがって、性別によって出生時体重は統計的に有意な差を持つと解釈できる。以上のことから、出生時体重と性別は関係があり、その程度として平均的に154gの差があることが分かる。

11.1.2 散布図と箱ひげ図

ここでは，群間の比較ではなく連続的な値をとる妊娠週数と出生時体重の関係を調べてみよう．妊娠期間は古くから十月十日（とつきとおか）と言われており，現在でも40週目が出産予定日となっている．図11.2に妊娠週数と出生時体重の散布図を示す．これにより妊娠週数が増えると出生時体重が増える傾向が見て取れる．

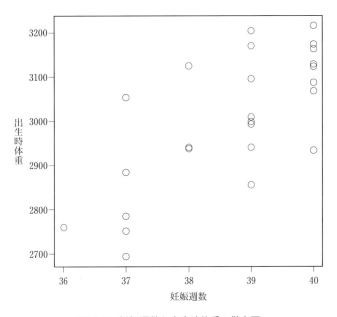

図11.2　妊娠週数と出生時体重の散布図

さらに，妊娠週数が36週から38週をまとめて1つの群とし，39週群および40週群の3群に分けて出生時体重の分布を図11.3の箱ひげ図として視覚化した．このように，連続的な変数であっても適切な群をつくることで，増加傾向などを容易に把握できるようになる．

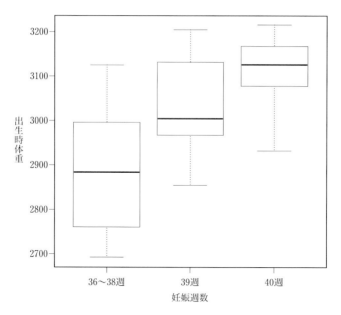

図11.3 妊娠週数別出生時体重の箱ひげ図

11.1.3 共分散と相関係数

2つの連続的な変量の要約を考える。変量xの平均と分散をそれぞれ$\bar{x}$およびs_x^2,同様に変量yの平均と分散をそれぞれ$\bar{y}$およびs_y^2とする。復習となるが,変量xの分散s_x^2は$(x-\bar{x})^2=(x-\bar{x})(x-\bar{x})$の平均として与えられる。これを2変量で考えた,$(x-\bar{x})(y-\bar{y})$の平均値は**共分散**とよばれ,$s_{xy}$と書く。さらに,共分散をそれぞれの標準偏差で基準化した値$r_{xy}=\dfrac{s_{xy}}{s_x s_y}$を**相関係数**とよぶ。このとき,相関係数は$-1 \leqq r_{xy} \leqq 1$を満たすことが知られている。

> 変量xと変量yの相関係数は$r_{xy}=\dfrac{s_{xy}}{s_x s_y}$で与えられ,$-1 \leqq r_{xy} \leqq 1$を満たす。

相関係数は2変量間の直線的な傾向の強さとして解釈でき,変量xが増加するとき変量yも増加すれば正の値を,逆に変量yが減少するとき負の値を持つ。また,2つの変量の関連性が低ければ0に近い値をとる。なお,相関係数は無単位なので,異なる2組の相関係数を比較することもできる。図11.4にいくつかの散布図と算出された相関係数を示す。直線的な傾向が強くなれば,相関係数の絶対値

は1に近づく。

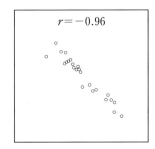

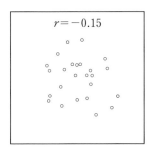
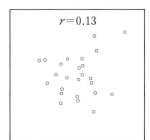

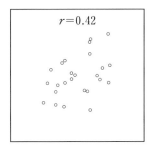
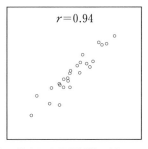

図11.4 標本サイズ25のときの散布図と相関係数の例

例題　表11.1 (p.139) のデータにおいて妊娠週数 (x) と出生時体重 (y) の相関係数を求めよ。

（解説）

相関係数を求めるための補助表を表11.3に示す。まず，表からxおよびyの平均$\bar{x}=38.68$，$\bar{y}=3003$を求める。そして，それぞれの分散$s_x^2=1.5$，$s_y^2=22195.8$と，共分散$s_{xy}=132.0$から，相関係数は

$$r_{xy}=\frac{132.0}{\sqrt{1.5\times 22195.8}}=0.72$$

と算出される。

課題の解決

図11.2および図11.3から，妊娠週数と出生時体重には直線的な関係が見て取れる。また，例題において求められた相関係数0.72は正であり，1に近い。このことから妊娠週数と出生時体重の間には正の傾きを持つ直線的な関係が示唆される。

個人番号	x	y	$(x-\bar{x})^2$	$(y-\bar{y})^2$	$(x-\bar{x})(y-\bar{y})$
1	36	2760	7.2	58874.2	650.3
2	37	3052	2.8	2436.4	-82.9
3	38	3124	0.5	14728.2	-82.5
4	39	2992	0.1	113.2	-3.4
5	39	2998	0.1	21.5	-1.5
6	39	3170	0.1	28009.4	53.6
7	39	3204	0.1	40545.8	64.4
8	40	3128	1.7	15715.1	165.5
9	40	3162	1.7	25395.6	210.4
10	40	3172	1.7	28682.8	223.6
11	40	3216	1.7	45522.5	281.6
12	37	2692	2.8	96497.2	521.9
13	37	2750	2.8	63827.0	424.4
14	37	2785	2.8	47367.2	365.6
15	37	2884	2.8	14075.4	199.3
16	38	2936	0.5	4440.9	45.3
17	38	2939	0.5	4050.0	43.3
18	39	2854	0.1	22093.8	-47.6
19	39	2940	0.1	3923.8	-20.0
20	39	3008	0.1	28.7	1.7
21	39	3094	0.1	8346.6	29.2
22	40	2932	1.7	4990.0	-93.2
23	40	3066	1.7	4014.5	83.6
24	40	3086	1.7	6948.9	110.0
25	40	3122	1.7	14246.8	157.6
平均	38.68	3003	1.5	22195.8	132.0

表11.3 妊娠週数(x)と出生時体重(y)の相関係数を求めるための補助表

11.1 練習問題

表11.1(p.139)の母親の妊娠前の体重と赤ちゃんの出生時体重との相関係数を求めよ。そして，妊娠週数と出生時体重との相関係数と比較せよ。

ここまでは，散布図に見られる直線的な関係を相関係数として要約することを学んだ。次節では相関係数から散布図に当てはまる回帰直線を求める方法と，その解釈の仕方を学ぶ。

11.2 相関係数の解釈

11.2.1 標準化と回帰直線

変量xと変量yの**標準化**(参照：第5章)を行い，それぞれ$z_x = \dfrac{x - \bar{x}}{s_x}$および$z_y = \dfrac{y - \bar{y}}{s_y}$とする。このとき，2変量$z_x$と$z_y$の散布図は原点を通る傾き$r_{xy}$の直線$z_y = r_{xy} z_x$によって近似できることが知られている(章末参考文献：田中，1998)。このように散布図を直線によって要約するとき，この直線を**回帰直線**とよぶ。したがって，相関係数は標準化された2変量に対する回帰直線の傾きとして解釈できる。また，相関係数が1あるいは−1に近いときには，散布図の点は回帰直線の近くに分布しており，散布図は回帰直線で概ね説明できる。図11.5に標準化された妊娠週数と出生時体重の散布図と，上で求めた相関係数0.72を傾きとする回帰直線$z_y = 0.72 z_x$を示す。

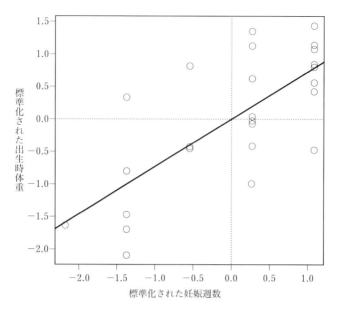

図11.5 標準化された2変量の散布図と回帰直線

11.2.2 回帰直線と理論値

標準化された2変量z_xとz_yの散布図を近似する直線の方程式は，相関係数r_{xy}を用いて$z_y = r_{xy} z_x$と書けることから，標準化される前の2変量xとyについて，$\dfrac{y - \bar{y}}{s_y} = r_{xy} \cdot \dfrac{x - \bar{x}}{s_x}$が成り立つ．したがって，元の2変量$x$と$y$の散布図を近似する回帰直線の方程式は，傾き$b = r_{xy} \cdot \dfrac{s_y}{s_x}$，切片$a = \bar{y} - b\bar{x}$を用いて$y = bx + a$と表すことができる．なお，この回帰直線は2変量の平均$(\bar{x}, \bar{y})$を通る．このように，散布図に対して直線を当てはめることを**直線回帰**とよぶ．

図11.6に元の2変量xとyの散布図と当てはまった直線$y = 88.14x - 406.78$を示す．ここで，図中の点線の交点は平均$(\bar{x}, \bar{y})$を表す．回帰直線の傾きが88.14であるから，妊娠週数が1週増えると出生時体重は88.14g増えることが分かる．また，例えば38週における出生時体重が知りたければ，回帰直線から$88.14 \times 38 - 406.78 = 2942.70 \,(\mathrm{g})$と算出できる．このように，回帰直線にもとづいて算出される観測値を**理論値**あるいは**予測値**とよぶ．回帰直線の性質については章末参考文献の佐和(1979)に詳しく述べられている．

変量xと変量yの散布図に当てはまる回帰直線は，$a=\bar{y}-b\bar{x}$ および $b=r_{xy}\cdot\dfrac{s_y}{s_x}$ を用いて $y=bx+a$ と書け，2変量の平均 $(\bar{x}, \bar{y})$ を通る。

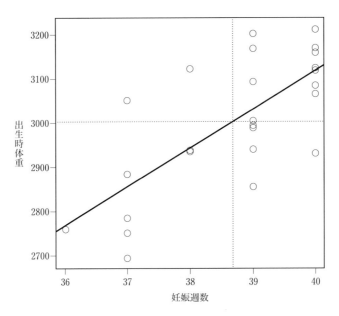

図11.6　2変量の散布図と回帰直線

11.2.3 | 2群に対する回帰直線

　変量xが2値$\{0, 1\}$，変量yが連続値をとるとする。このとき，$x=0$におけるyの平均値を$\bar{y}_0$，$x=1$におけるyの平均値を$\bar{y}_1$とすると，回帰直線は，傾き$b=\bar{y}_1-\bar{y}_0$および切片$a=\bar{y}_0$を用いて$y=bx+a$と書ける。したがって，傾きは2群の平均の差として与えられる。また，群ごとに理論値を求めてみると，$x=0$に対するyの理論値は$(\bar{y}_1-\bar{y}_0)\times 0+\bar{y}_0=\bar{y}_0$，同様に$x=1$に対する$y$の理論値は$\bar{y}_1$となり，確かに群平均に対応する。これを用いて，表11.1の性別と出生時体重の散布図に対して回帰直線を求めると，切片は女児の平均体重2935g，傾きは2群の平均の差である154gとなる。また，相関係数は$r_{xy}=(\bar{y}_1-\bar{y}_0)\cdot\dfrac{s_x}{s_y}$と与えられるので，2群における平均の差は相関係数と同様な尺度と考えることができる。

11.2.4 2×2分割表に対する相関係数

2値{0, 1}をとる2変量xとyの度数分布が次の表11.4で与えられているとする。このとき，2変量xとyの相関係数r_{xy}は次式で与えられる。

$$r_{xy} = \frac{n_{00}n_{11} - n_{01}n_{10}}{\sqrt{n_{0\cdot}n_{1\cdot}n_{\cdot 0}n_{\cdot 1}}}$$

したがって，第9章で学んだカイ二乗検定統計量は相関係数を用いてnr_{xy}^2と表すことができる。つまり，標本サイズnが同じであれば，相関係数の絶対値が大きくなるほど検定統計量も大きくなり，帰無仮説「2変量xとyは独立である」が棄却されやすくなる。また，2値変数に対する相関係数はϕ(ファイ)係数とよばれることもある。

	$y=0$	$y=1$	合計
$x=0$	n_{00}	n_{01}	$n_{0\cdot}$
$x=1$	n_{10}	n_{11}	$n_{1\cdot}$
合計	$n_{\cdot 0}$	$n_{\cdot 1}$	n

表11.4　2×2分割表。ここで，n_{ij}は$x=i$かつ$y=j$の頻度を表す。ただし，iおよびjは0または1をとる。

> 2値{0, 1}をとる標本サイズnの2変量xとyの相関係数をr_{xy}とすると，カイ二乗検定統計量はnr_{xy}^2と書ける。

✓ 理解の確認ポイント | Point

- □ 相関係数の求め方と解釈
- □ 相関係数を用いた回帰直線の求め方
- □ 2群における相関係数の解釈
- □ 2×2分割表における相関係数の解釈

11.2 演習問題

表11.3 (p.144) における妊娠週数をその平均値38.68で2群に分ける。つまり，38.68以上なら1，未満なら0をとる変量を新たに x とする。また，同様に出生時体重をその平均3003で2群に分け，新たに y をつくる。このとき，2変量 x と y の 2×2 分割表に対して相関係数を求め，2群に分ける前の相関係数と比較せよ。

> **コラム　出生性比**
>
> 　1年間に生まれてくる赤ちゃんの女児100に対する男児の比を出生性比とよぶ。わが国において近年，出生性比は105前後で安定して推移しており，比率に直すと女児の割合は0.488程度になる。つまり，男女が半々というわけではなく，男性の方が若干多い。生まれてくる前の受精段階における性比は1次性比とよばれ直接観測することはできないが，105よりも大きく150程度とする説もある。その理由として，精子の持つ性染色体，つまり，女性となるX染色体と男性となるY染色体の違いが指摘されている。Y染色体はX染色体に比べて小さい（短い）ため，Y染色体を持つ精子の方が軽く運動能力が高くなり，卵子と受精しやすい。一方で，Y染色体はX染色体に比べて生命活動の維持や修復に必要な重要遺伝子が少ないとも言われ，生まれた後も男性の方が女性よりも病気や感染症などに弱いことの理由とされている。さて，原因については諸説あるようだが，その結果として現れる寿命の性差や死因の違いなど，関連情報は政府統計の総合窓口（e-Stat）のホームページに公開されている。キーワード検索の機能もあるので，まずは「性比」と入力してみよう。

【参考文献】

- 田中勝人「統計学」新世社，1998.
- 佐和隆光「回帰分析」朝倉書店，1979.

第12章 薬の量と効き目の関係は？〜ロジスティック曲線と判別

Key WORD	用量反応関係，ロジスティック曲線，半数有効用量，判別率，ROC曲線
この章の目的	薬などの用量とその反応の変化を表す曲線は用量反応曲線とよばれる。ここでは，ロジスティック曲線を当てはめた場合に着目し，データへの当てはまり具合について学ぶ。また，簡単な場合として2値の用量を考え，2×2分割表においてロジスティック曲線を解釈する。
この章の課題	夏になると，昼夜を問わず蚊に悩まされる。皆さんの中にも，殺虫剤片手に蚊の行方を捜してしまったという経験があるかも知れない。殺虫剤の効き目は強い方が良さそうだが，あまり強すぎると人間にも悪影響が出るかも知れない。かといって，効き目がないようでは困る。ここでは，殺虫剤の濃度とともに変化する蚊の死亡データを用いて，半数の蚊に効く濃度を求めてみよう。

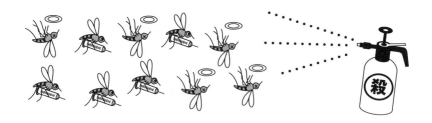

12.1 用量反応関係の記述

12.1.1 用量反応関係

表12.1は殺虫剤の濃度を変化させたときの殺虫効果を調べた標本数1,119の実験データである。濃度ごとに実験に用いられた蚊の数（供試数）と死亡数，そして生存数＝供試数－死亡数，死亡率＝死亡数÷供試数，が記述されている。

実験番号	濃度 (mg/L)	供試数	死亡数	生存数	死亡率
1	1.60	75	0	75	0.00
2	1.62	65	0	65	0.00
3	1.64	71	0	71	0.00
4	1.66	84	3	81	0.04
5	1.68	54	4	50	0.07
6	1.70	61	5	56	0.08
7	1.72	63	11	52	0.17
8	1.74	63	15	48	0.24
9	1.76	80	38	42	0.48
10	1.78	71	43	28	0.61
11	1.80	82	63	19	0.77
12	1.82	78	61	17	0.78
13	1.84	55	51	4	0.93
14	1.86	79	74	5	0.94
15	1.88	67	64	3	0.96
16	1.90	71	68	3	0.96

表12.1　殺虫剤による蚊の死亡データ
Bliss (1935) のデータをもとに，乱数生成した人工データである。

一般に，生物に対して薬あるいは毒などの化学物質や，放射線や紫外線などの物理的作用などの用量と，これに応じて現れる生物の反応（治療効果の有無，ある検査の陽性・陰性，副作用の有無，生死など）の関係を**用量反応関係**とよび，用量反応関係を表した曲線を**用量反応曲線**とよぶ．表12.1はこのような用量反応関係を調べる際の標準的な形式を持つデータであり，用量，試行数および反応数（あるいは，反応率）の項目を含んでいる．つまり，用量を固定するごとに二項分布に従う観測値を持つデータと特徴づけることができる．

図12.1に用量として殺虫剤の濃度を，反応として蚊の死亡率を考えた場合の用量反応曲線を示す．濃度が低いときは死亡率の増加も緩やかであるが，中ほどで急に上昇し，濃度が高くなると死亡率も1に近づき頭打ちになる．このような形の曲線は，アルファベットの「S」の両端を左右に伸ばしたような形に似ているため**S字曲線**，または，ギリシア文字のシグマの語末形「ς」の形から**シグモイド曲線**とよばれている．扱う用量によってはx軸に対数値を用いることもある．また，ある用量D_0以下の領域において反応がなく，D_0を超えると反応が出始めるとき，この用量D_0を**閾値**（いきち／しきいち）とよぶ．したがって，どんな低い用量であっても反応が出る可能性がある場合には，閾値は存在しない．図12.1から，濃度が1.64 (mg/L)以下では蚊の死亡が観測されていないため，閾値は1.64と考えることができるであろう．補足であるが，その他の様々な統計解析において，判断の境目となる値は一般に閾値とよばれている．

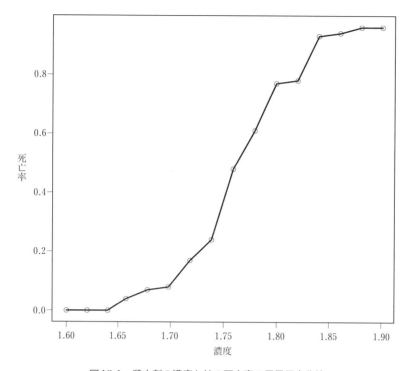

図12.1　殺虫剤の濃度と蚊の死亡率の用量反応曲線

12.1.2 ロジスティック曲線

ある反応が起きる確率Pが用量Dの関数として，パラメータa, bを用いて

$$P = \frac{1}{1+\exp\{-(a+bD)\}}$$

と書けるとき，この用量反応関係が表す曲線を**ロジスティック曲線**とよぶ（章末参考文献：Dobson, 2008）。ロジスティック曲線は代表的なS字曲線の1つであり，パラメータbが正のときには，用量Dが増えると，反応が起きる確率Pは1に近づく。逆に，用量Dが少なくなるとPは0に近づく。なお，用量Dがどんな値をとってもPは0から1までの値しかとらない。ロジスティック曲線は次のように書くこともできる。

$$\log\frac{P}{1-P} = a+bD \qquad \text{あるいは} \qquad \frac{P}{1-P} = \exp(a+bD) = e^{a+bD}$$

ここで，第9章で学んだように，$\frac{P}{1-P}$は，ある反応の起きる確率Pと起きない確率$1-P$の比を表しており，**オッズ**とよばれる。そして，$\log\frac{P}{1-P}$はオッズの対数をとった関数であることから，log itを短縮して**logit**（ロジット）とよばれ，logit$(P) = a+bD$のように書くこともある。したがって，ロジスティック曲線とはロジット値と用量の間に直線関係を仮定したものと考えることができる。

用量とその反応数を表す表12.1のようなデータが与えられれば，データに適合するロジスティック曲線のパラメータa, bを推定することができる。実際，表12.1から，$a=-55.3, b=31.2$としたときのロジスティック曲線が表12.1のデータに適合する。推定されたロジスティック曲線を図12.2 (p.155) に，ロジット値に適合した直線を図12.3 (p.156) に，対数をとる前のオッズに適合した曲線を図12.4 (p.157) に示す。このように与えられたデータに対してロジスティック曲線を当てはめることを，特に**ロジスティック回帰**とよぶ。

12.1.3 半数有効用量

　ロジスティック曲線をデータに当てはめることで，用量と反応の間の関係式が求められる．つまり，一方の値を与えるとそれに対応する他方の数値が求められる．例えば，データの濃度は1.60から1.90の範囲で実験されているが，適合したロジスティック曲線は任意の濃度について反応する確率を計算することができる．図12.2では，実験していない濃度の範囲である1.60未満あるいは1.90超においても死亡確率が計算されている．一般に，実験されたデータに適合した曲線を用いて，実験の範囲内の用量における反応率を求めることを内挿（ないそう），また，実験の範囲外の用量に対しては外挿（がいそう）とよぶ．

　適合した曲線から求められる数値として重要なものに，半数の個体において反応が見られる用量の値，**半数有効用量**（ED50：Effective Dose, 50％）がある．特に，反応が死亡であれば**半数致死用量**（LD50：Lethal Dose, 50％）とよばれる．用量が濃度の場合には，Doseの代わりにConcentrationの頭文字を使ってEC50あるいはLC50とかく．ED50はロジスティック曲線において$P=0.5$としたときのDの値として求めることができる．

用量Dにおける反応確率Pがロジスティック曲線 $\log\dfrac{P}{1-P}=a+bD$ で与えられるとき，半数有効用量は $D=-\dfrac{a}{b}$ と書ける．

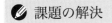
課題の解決

図12.2のロジスティック曲線における半数致死濃度LC50は,次式より$D=1.77$と求めることができる。

$$D = \frac{55.3}{31.2} = 1.77$$

つまり,濃度が1.77 (mg/L) のときに半数の蚊を死亡させる効き目があると期待できる。実際には濃度が1.77 (mg/L) のときの観測値はないが,ロジスティック曲線を当てはめることによって,効き目に応じた濃度を算出できるようになった。

ここまでは,典型的なデータを通して用量反応関係を記述し,その利用方法について学んだ。次節からは,求められたロジスティック曲線の当てはまりの良さを評価する方法を学ぶ。

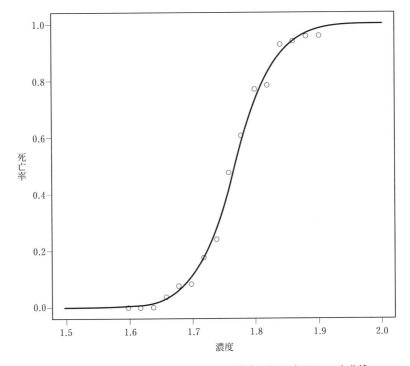

図12.2 殺虫剤による蚊の死亡データに適合したロジスティック曲線

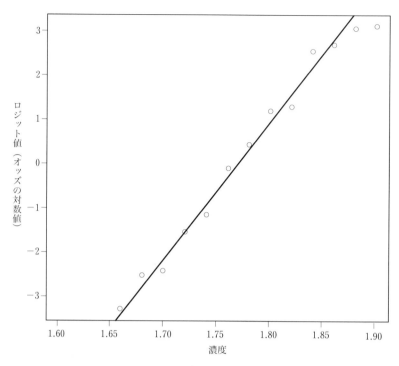

図12.3　ロジット値に適合した直線

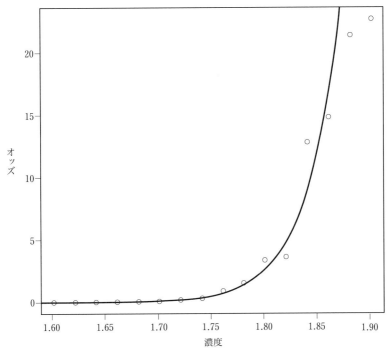

図12.4　オッズに適合した曲線

12.2 判別と閾値

12.2.1 ロジスティック判別

　用量反応関係を表す曲線としてデータにロジスティック曲線を当てはめた場合に，どの程度適合しているかを定量化する方法としてロジスティック判別がある。データから推定されたパラメータ $\hat{a}$, $\hat{b}$ を用いて，用量 D が与えられたときの反応が起きる確率 $\hat{P}$ は次式で書ける。

$$\hat{P} = \frac{1}{1+\exp\{-(\hat{a}+\hat{b}D)\}}$$

この予測値を用いて反応の有無を予測する場合，$\hat{P}$ が0.5以上であれば「反応あり」，0.5未満で「反応なし」，とするのが自然であろう。そこで，観測値とロジスティック曲線による予測値との2×2分割表を作成して，正解率を調べてみる。ここでの正解数とは，観測値と予測が，ともに「反応なし」の頻度である n_{00} と，ともに「反応あり」の頻度である n_{11} の和とする。逆に，観測値と予測が一致しない頻度は n_{01} と n_{10} である。したがって，このとき，正解率は標本数 n を用いて $\frac{n_{00}+n_{11}}{n}$ と書け，これを**正判別率**，あるいは単に**判別率**とよぶ。判別率が1に近ければ，ロジスティック曲線の観測値への当てはまりは良い。逆に，1から判別率を引いた値は**誤判別率**とよばれ，0に近いほど当てはまりは良いとなる。判別率は7割から8割あれば当てはまりが良いと考える。このように，ロジスティック曲線を用いた反応（の有無）の判別方式を**ロジスティック判別**とよぶ。

観測値	判別結果	
	$\hat{P}<0.5$	$\hat{P}\geqq 0.5$
反応なし	n_{00}	n_{01}
反応あり	n_{10}	n_{11}

表12.2　ロジスティック判別の結果を示す2×2分割表

例題 12.1

表12.1のデータ(p.151)においてロジスティック曲線を当てはめた場合の判別率を求めよ。

(解説)

半数致死濃度は1.77なので、実験番号1〜9までの濃度に対しての予測値は0.5未満、実験番号10〜16の予測値は0.5以上となる。表12.2に従って計算すると、以下のように求められる。

$$n_{00} = 75 + 65 + \cdots + 48 + 42 = 540$$
$$n_{01} = 28 + 19 + \cdots + 3 + 3 = 79$$
$$n_{10} = 0 + 0 + \cdots + 15 + 38 = 76$$
$$n_{11} = 43 + 63 + \cdots + 64 + 68 = 424$$

よって、判別率は $\dfrac{n_{00}+n_{11}}{n} = \dfrac{540+424}{1119} = 0.86$ と計算できる。8割以上の判別率なので、ロジスティック曲線の当てはまりは良いと言える。

12.2.2 ROC曲線

ロジスティック判別では、反応率0.5を閾値として予測を行った。一般には、閾値を適当に調整することで、より良い判別方式になる可能性がある。ここでは、閾値を様々な値に変化させた場合も含めて、判別方式の良さを評価することを考える。

ある疾患の陽性反応を「反応あり」、陰性反応を「反応なし」として、新しい検査方式によって、陰性者および陽性者がどのように判別されるかに興味があるとする。このとき、この検査方式による判別結果が、表12.3のように要約できたとしよう。検査結果が陽性である場合に着目すれば、検査対象の陰性者および陽性者において、それぞれ、**偽陽性率**および**真陽性率**が算出される。こうして、閾値Cを与えるたびに算出される偽陽性率と真陽性率を座標平面上の点(偽陽性率, 真陽性率)としてプロットし、つないだ折れ線を**ROC**(Receiver Operating Characteristic)**曲線**とよぶ。

観測値	判別結果	
	陰性	陽性
陰性	真陰性率 $\dfrac{n_{00}}{n_{0\cdot}}$	偽陽性率 $\dfrac{n_{01}}{n_{0\cdot}}$
陽性	偽陰性率 $\dfrac{n_{10}}{n_{1\cdot}}$	真陽性率 $\dfrac{n_{11}}{n_{1\cdot}}$

表12.3　ある判別方式による偽陽性率と真陽性率。ここで，$n_{0\cdot}=n_{00}+n_{01}$，$n_{1\cdot}=n_{10}+n_{11}$

例えば，表12.1のデータにおいて，蚊の死亡反応を陽性とすれば，判別を行うときの閾値を変化させて求められるロジスティック判別によるROC曲線は，図12.5として与えられる。理想的なROC曲線は，偽陽性率0のときに真陽性率1をとる曲線であり，左上隅の近くを通る曲線ほど良い判別方式であると言える。特に，この左隅の点$(0, 1)$は最良点とよばれる。図12.6に閾値別に計算された最良点からの距離を示す。閾値0.5において，最良点との距離が最も小さくなっており，ロジスティック判別を行う際の閾値として0.5が最適であることが分かる。

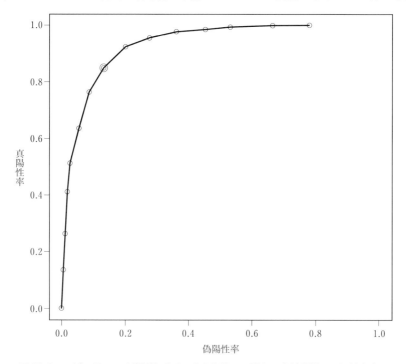

図12.5　ロジスティック判別によるROC曲線。二重丸の点は閾値0.5に対応する。

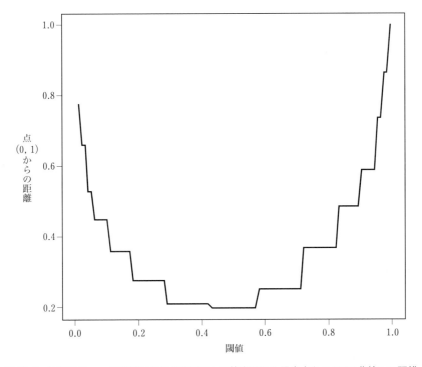

図12.6 ロジスティック判別における閾値ごとに算出された最良点からROC曲線への距離

12.3 2×2分割表におけるロジスティック曲線

　ここまでは連続的な値をとる用量Dと反応が起きる確率Pに対して，ロジスティック曲線を考えた。ここでは，表12.4で与えられる，0または1をとる2値の用量xと，反応があれば1，そうでなければ0をとる変数yに対する2×2分割表を考えて，ロジスティック曲線を当てはめることを考える（章末参考文献：藤井, 2013）。

	$y=0$	$y=1$	合計
$x=0$	n_{00}	n_{01}	$n_{0\cdot}$
$x=1$	n_{10}	n_{11}	$n_{1\cdot}$
合計	$n_{\cdot 0}$	$n_{\cdot 1}$	n

表12.4 2×2分割表。ここで，n_{ij}は$x=i$かつ$y=j$の頻度を表す。ただし，iおよびjは0または1をとる。

このとき，データに適合するロジスティック曲線のパラメータは次式で推定される．

$$a = \log \frac{n_{01}}{n_{00}}, \qquad b = \log \frac{\frac{n_{11}}{n_{10}}}{\frac{n_{01}}{n_{00}}}$$

また，$x=0$ のときの $y=1$ の比率を $p_0 = \frac{n_{01}}{n_{0\cdot}}$，$x=1$ のときの $y=1$ の比率を $p_1 = \frac{n_{11}}{n_{1\cdot}}$ とおくと

$$\exp(a) = \frac{p_0}{1-p_0}, \qquad \exp(b) = \frac{\frac{p_1}{1-p_1}}{\frac{p_0}{1-p_0}}$$

と変形でき，それぞれ，$x=0$ のときのオッズと，$x=0$ に対する $x=1$ のオッズ比を用いて書けることが分かる．

例題 12.2

表 12.5 で与えられるデータにおいて，喫煙なし，および喫煙ありのときの肺がんの有病率を求めよ．そして，ロジスティック曲線を当てはめた場合のパラメータ a，b を求めよ．

（解説）
データから，喫煙なし，および，喫煙ありのときの肺がんの有病率はそれぞれ

$$p_0 = \frac{40}{99} = 0.40, \qquad p_1 = \frac{68}{117} = 0.58$$

と算出される．また，データに適合するロジスティック曲線のパラメータは

$$a = \log \frac{40}{59} = -0.39, \qquad b = \log \frac{\frac{68}{49}}{\frac{40}{59}} = 0.71$$

と推定される．

	肺がんなし	肺がんあり	合計
喫煙なし	59	40	99
喫煙あり	49	68	117
合計	108	108	216

表12.5　喫煙の有無と肺がんの有病数

　最後に，ロジスティック曲線の傾きに対応するパラメータbについて補足する．仮に，$b=0$であれば，2群のオッズ比は1となり，$p_0=p_1$が成り立つ．したがって，このとき喫煙群と非喫煙群における肺がんの有病率に差はないと解釈される．実際，表12.5のデータに対して推定された傾きは$b=0.71$であり，その標準誤差は0.278，p値は0.0099と求めることができるので，「両群において肺がん率の差がない」という帰無仮説は有意水準1％で棄却される．一方で，第9章で学んだ2群の比率の差の検定であるピアソンのカイ二乗検定を行うと，自由度1のカイ二乗分布に従う検定統計量は6.73，p値は0.0095となる．したがって，ロジスティック曲線におけるパラメータbのp値に近く，いずれにしても，喫煙と肺がんの独立性は棄却される．このように，第11章で紹介した回帰直線を用いた2群の平均の差の検定が第7章で学んだt検定に対応しているように，ロジスティック曲線を用いた2群の比率の差の検定は第9章で学んだピアソンのカイ二乗検定にほぼ対応している．

12.1 練習問題

表12.6において新薬の正常反応率は標準薬と比較してどの程度高いかに関心がある．

1. 診断後4週の重度群において投薬群と反応の2×2分割表を作成し，適合するロジスティック曲線のパラメータを求めよ．
2. 求めたパラメータを用いて標準薬に対する新薬のオッズ比を求めよ．

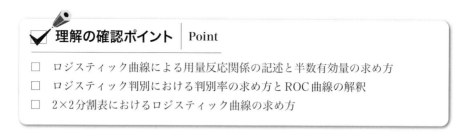

		1週	N	N	N	N	A	A	A	A
		2週	N	N	A	A	N	N	A	A
		4週	N	A	N	A	N	A	N	A
軽度	標準薬		16	13	9	3	14	4	15	6
軽度	新薬		31	0	6	0	22	2	9	0
重度	標準薬		2	2	8	9	9	15	27	28
重度	新薬		7	2	5	2	31	5	32	6

表12.6 3時点における反応データ。患者340人の診断群別(軽度,重度),投薬群別(標準薬,新薬)の診断後3時点(1, 2, 4週)における反応(正常N,異常A)を示す。例えば,軽度かつ標準薬で,1, 2, 4週の反応がすべてNの患者数は16人。出典:**Koch et al. (1977)**.

✔ 理解の確認ポイント | Point

- [ ] ロジスティック曲線による用量反応関係の記述と半数有効量の求め方
- [ ] ロジスティック判別における判別率の求め方とROC曲線の解釈
- [ ] 2×2分割表におけるロジスティック曲線の求め方

12.2 演習問題

表12.6において，新薬の標準薬に対する正常反応率のオッズ比が診断後の時間経過とともに，どのように変化するかに関心がある．

1. 診断後2週の重度群において投薬群と反応の2×2分割表を作成し，適合するロジスティック曲線のパラメータを推定し，オッズ比を求めよ．
2. 診断後2週と4週のオッズ比を比較せよ．

コラム　ホルミシス効果

用量反応関係を端的に記述する曲線としてロジスティック曲線は有用であり，使われる場面も多い．一方で，この曲線は用量に対して反応率は単調に増大，あるいは減少するという性質を持つ．しかしながら，生体の反応においてはこのような単調性が成り立たないこともある．例えば，放射線生物学においては高線量の放射線が人体に有害であることはよく知られているが，低線量においては生物活性を刺激することで有益な効果をもたらす可能性が示唆されている．日本人に親しまれている放射能泉のラジウム温泉などでも同様の効果がしばしば指摘されている．このように，有害となる量に達しない程度の低い用量において逆に有益な刺激が起こることを一般にホルミシス（hormesis）効果とよぶ．したがって，ホルミシス効果が予想されるような用量反応関係においては，ロジスティック曲線が適切でない場合もあり，個々の問題に応じた用量反応曲線を考える必要がある．

【参考文献】

- Bliss, C.I.（著），The calculation of the dosage-mortality curve, Annals of Applied Biology 22, 134−167, 1935.
- Annette J.Dobson（著），田中豊，森川敏彦，山中竹春，冨田誠（訳），一般化線形モデル入門　原著第2版，共立出版，2008.
- 藤井良宜（著），統計学　改訂版，NHK出版，2013.
- Koch, G.G., Landis, J.R., Freeman, J.L., Freeman, D.H. and Lehnen, R.G.（著），A general methodology for analysis of experiments with repeated measurements of categorical data, Biometrics 33, 133−158, 1977.

第13章
Chapter 13

打ち切りデータに慣れよう～生存時間解析

Key WORD	生存時間，右側打ち切り，カプラン・マイヤー曲線，ログランク検定，コックスの比例ハザードモデル
この章の目的	死亡のようなイベントが起きるまでの時間を観測値とする場合，ある時点まではイベントが起きていないことが確認できても，その後，いつイベントが起きたのかは分からない，という状況がしばしば起きる．本章では，このような打ち切りデータが含まれる場合の記述や比較方法を学ぶ．
この章の課題	医療現場が舞台となるドラマには，重病な患者の余命を告知するシーンがしばしばある．ハッピーエンドのドラマであれば，天才医師の奇跡的なメスさばきによって，患者は重病を克服し，退院することになるだろう．場合によっては通院する必要がないくらい回復するかも知れない．一方で，これらの治療効果を評価する側に立てば，その後も定期的に通院してくれないと患者の生死すら分からない．このように術後の生存時間がすべて観測されるわけではない状況で，どのように生存時間を記述するのか考えてみよう．

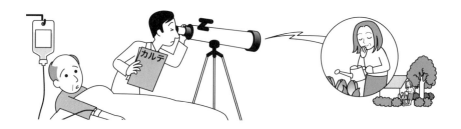

13.1　生存時間データの記述

生存時間解析とは，ある基準となる時刻（entry point：エントリーポイント）から，あるイベントが起きる時刻（end point：エンドポイント）までの経過時間の解析である．ここで，基準となる時刻としては，入院日，手術日，検診日，誕生日，発病日，治療開始日，初診日，臨床試験開始日，調査開始日，などが対象となる．そして，あるイベントが起きる時刻のことをエンドポイントとよび，対象となるイベントとしては，死亡，再発，治癒，などが考えられるであろう．表13.1 に 11 人の肺がん患者の術後の生存時間の記録を示す．ここでのエントリーポイントは肺がんの手術日であり，エンドポイントは肺がんによる死亡である．例えば，A さんは 3 月初めに手術を行い，8 月末に肺がんで死亡している．つまり，死亡するまでに 6 か月経過している．一方で，エンドポイントにおける状態が肺がんによる死亡でない場合もある．B さんは 4 月初めに手術を行い，11 月末に転居している．つまり，少なくとも 11 月末まで生存しており，その後，肺がんでいつ死亡したのかは分からない．また，このように術後の生存時間に関心がある場合であっても，永遠に記録し続けることはできないため，ある時点で観察を区切って終了することがある．D さん，E さんは観察終了まで生存が確認されている．K さんは，交通事故により死亡しており，死亡するまでに 3 か月経過している．しかしながら，エンドポイントとしては「肺がんによる死亡」を考えているので，この場合は「少なくとも 3 か月間は生存しており，その後，いつ肺がんで死亡したのかは分からない」と解釈する．このように，様々な事情でエンドポイントまでの経過時間を完全に把握することなく，その前に観察が打ち切られることを **Right Censoring：ライトセンサリング**，**右側打ち切り**，あるいは単に，**打ち切り**とよぶ．

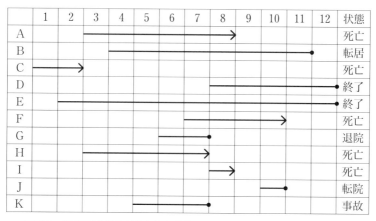

表13.1 肺がん患者を対象とした某年1月〜12月における術後の生存記録

次に，表13.1で与えられたカレンダー形式の記録を，起点を手術日にそろえて，観察終了まで追跡した期間を**follow-up time：フォローアップタイム**，とよび，表13.2に示す。死亡欄には，観察終了時の状態が死亡であれば1を，そうでなければ0を記入している。例えば，Aさんは6か月で死亡し，Bさんは8か月で打ち切りであったことが分かる。このようにして，表13.3のような生存時間データとして表現することができるようになる。患者番号2の略記列に記された8+は「少なくとも8か月は生存している」，あるいは，「8か月より後で死亡する」ことを表す。

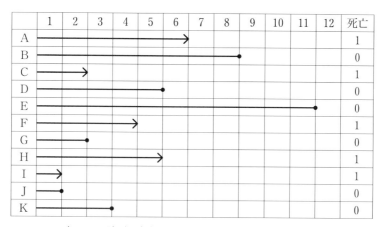

表13.2 肺がん患者を対象とした術後の生存時間（月数）

番号	月数	死亡	略記
1	6	1	6
2	8	0	8+
3	2	1	2
4	5	0	5+
5	11	0	11+
6	4	1	4
7	2	0	2+
8	5	1	5
9	1	1	1
10	1	0	1+
11	3	0	3+

表13.3 肺がん患者を対象とした術後の生存データ

13.2 生存曲線

　生存時間データに打ち切りデータが含まれていなければ，生存時間の分布はヒストグラムや箱ひげ図などを用いて図示することができるかも知れない．ここでは，表13.3を例にとって，打ち切りを含む生存時間データの視覚化を考えてみよう．

　時刻tの直前まで生存が確認されている個体数を$N(t)$，時刻tにおいて死亡した個体数を$D(t)$と置く．このとき，時刻tにおける死亡率は$q(t)=\dfrac{D(t)}{N(t)}$と書ける．したがって，時刻tにおける生存率は$p(t)=1-q(t)$となる．ここで，直前まで生存が確認されている個体の集合は，これから死亡する危険性があるという意味で**リスク集合**とよばれる．

　死亡が確認された時刻を$t_1<t_2<\cdots<t_k<t_{k+1}$と置くと，時刻$t_k \leq t < t_{k+1}$において生存する確率$S(t_k \leq t < t_{k+1})$は，その1つ前の区間で生存し，かつ，時刻$t_k$において死亡しない確率なので，次のように書ける．

$$\begin{aligned}S(t_k \leq t < t_{k+1}) &= S(t_{k-1} \leq t < t_k)p(t_k) \\ &= S(t_{k-2} \leq t < t_{k-1})p(t_{k-1})p(t_k) \\ &= \cdots \\ &= p(t_1)\cdots p(t_{k-1})p(t_k)\end{aligned}$$

このように，逐次的に求められる生存時間確率を図示した曲線を，**カプラン・マイヤー生存曲線**，あるいは単に，**生存曲線**とよぶ。なお，時刻 t における生存確率を $S(t)$ と書けば，$S(t)$ は t の単調減少関数になっており，$S(0)=1$, $S(\infty)=0$ を満たす。また，$1-S(t)$ は生存時間 t の分布関数として解釈することもできる。

> 時刻 t の直前まで生存が確認されている個体数を $N(t)$，時刻 t において死亡した個体数を $D(t)$，$p(t)=1-\dfrac{D(t)}{N(t)}$ とすると，時刻 $t_k \leq t < t_{k+1}$ において生存する確率は $p(t_1)\cdots p(t_{k-1})p(t_k)$ と書ける。

課題の解決

表13.3における生存データに対して，各死亡時刻における生存確率を求めると，表13.4のように計算できる。また，その生存曲線は図13.1で与えられる。このようにして，打ち切りデータがある場合にも生存時間(分布)の記述や視覚化が行える。

死亡時刻 t	死亡数 $D(t)$	リスク集合 $N(t)$	死亡率 $q(t)$	生存率 $p(t)$	生存確率 $s(t)$
0	0	11	0.000	1.000	1.000
1	1	11	0.091	0.909	0.909
2	1	9	0.111	0.889	0.808
4	1	6	0.167	0.833	0.673
5	1	5	0.200	0.800	0.539
6	1	3	0.333	0.667	0.359

表13.4 肺がん患者を対象とした術後の生存データ

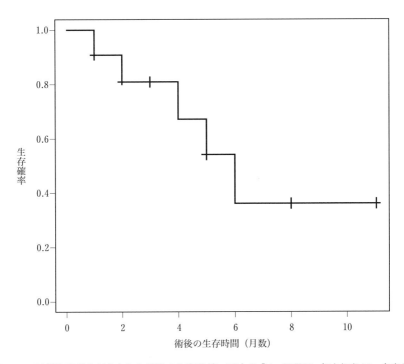

図13.1 肺がん患者を対象とした術後の生存曲線。図中の「+」記号は，打ち切りデータを示す。

さらに，生存曲線に第6章で学んだ信頼区間をつけることも可能である。区間 $T_k = [t_k, \ t_{k+1})$ における時刻 t での生存確率 $S(t)$ に対する標準誤差 $\sigma(t)$ は，次の **Greenwood：グリーンウッドの公式**で与えられる。

$$\sigma(t) = S(t)\sqrt{\sum_{j=1}^{k}\frac{d(t_j)}{N(t_j)\{N(t_j)-d(t_j)\}}}$$

よって，時刻 t ごとの生存確率 $S(t)$ の95％信頼区間は

$$(S(t)-1.96\sigma(t), \ S(t)+1.96\sigma(t))$$

と書ける。表13.3の生存データに適用すると，表13.5のように計算できる。それゆえ，図13.1の生存曲線に死亡時刻ごとの95％信頼区間をつけると，図13.2のように表すことができる。

死亡時刻 t	生存確率 $s(t)$	標準誤差 $\sigma(t)$	95％信頼区間	
0	1.000	0.0000	1.000	1.000
1	0.909	0.0867	0.739	1.000
2	0.808	0.1225	0.568	1.000
4	0.673	0.1598	0.360	0.987
5	0.539	0.1757	0.194	0.883
6	0.359	0.1876	0.000	0.727

表13.5　肺がん患者を対象とした術後の生存データ

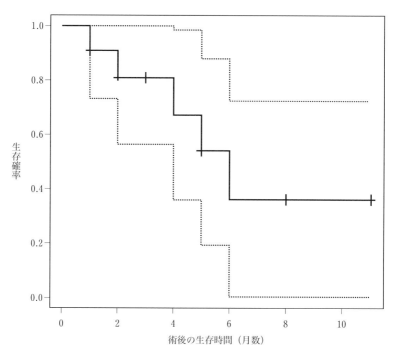

図13.2　カプラン・マイヤー生存曲線と95％信頼区間。例えば，実線より術後3か月目の生存確率は0.81，その95％信頼区間は上下の点線から$(0.57, 1)$と読み取れる。

ここまでは，生存確率を求め，その信頼区間を構成する方法を学んだ。次節からは2群の生存曲線が求められたとして，その差について考える。

13.3 生存確率の差の検定

2群A,Bにおける死亡時刻を合わせて,$t_1<\cdots<t_k<\cdots<t_K$ とする。今,時刻 t_k において,表13.6の2×2分割表を考える。帰無仮説「2群における生存確率に差がない」のもとで,A群における d_A は超幾何分布に従うことが知られており,その期待値と分散は,それぞれ

$$e_A = d.\frac{N_A}{N.}, \quad v_A = \frac{N_A N_B d.(N.-d.)}{N.^2(N.-1)}$$

と書ける。このとき

$$T = \frac{[\sum_{k=1}^{K}\{d_A(t_k)-e_A(t_k)\}]^2}{\sum_{k=1}^{K}v_A(t_k)}$$

は**ログランク検定統計量**とよばれ,帰無仮説のもとで自由度1のカイ二乗分布に従う。

	死亡数	生存数	合計
A群	d_A	$N_A - d_A$	N_A
B群	d_B	$N_B - d_B$	N_B
合計	$d.$	$N.-d.$	$N.$

表13.6 時刻 t_k における2群の死亡数に関する2×2分割表

それでは,表13.7に示された2群の生存データを用いて,生存確率を比べてみよう。ただし,A群のデータは表13.3と同じである。2群の生存曲線を図13.3に示す。表13.8から,ログランク検定統計量は5.76と算出でき,自由度1のカイ二乗分布の上側1.6%点に該当することが分かる。したがって,帰無仮説「A群とB群の生存確率には差がない」は有意水準5%の検定によって棄却される。つまり,2群の生存確率に差はあると解釈される。

A群:新しい術式	1+, 1, 2+, 2, 3+, 4, 5+, 5, 6, 8+, 11+
B群:既存の術式	1, 1, 1, 2, 2, 2, 3, 4, 4, 4, 5+

表13.7 肺がん患者を対象とした2群の生存データ(月数)

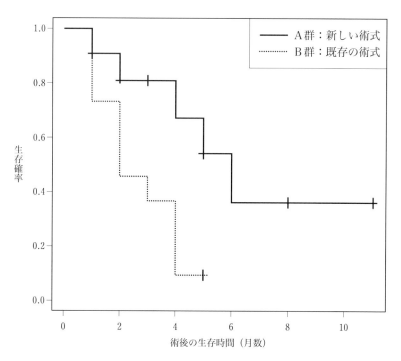

図13.3　術式の異なる2群のカプラン・マイヤー生存曲線

時刻 t	観測値 $d_A(t)$	期待値 $e_A(t)$	分散 $v_A(t)$
1	1	2.000	0.857
2	1	2.118	0.810
3	0	0.583	0.243
4	1	2.400	0.640
5	1	0.833	0.139
6	1	1.000	0.000

表13.8　ログランク検定の補助表

13.4 コックスの比例ハザードモデル

背景要因や説明変数がある場合，観測値が連続データならば直線回帰，2値データや比率であればロジスティック回帰を用いるように，生存時間データに対しては，コックスの比例ハザードモデルがよく使われる．ここでは，コックスの比例ハザードモデルの解釈について簡単に学ぶ（章末参考文献：Kleinbaum and Klein, 2011）．

時刻tまで生存していて，次の瞬間に死亡する危険度は**瞬時死亡率**，あるいは，**ハザード**とよばれる．今，説明変数xに対するハザードを$h_x(t)$と置くと，変数$x=0$に対応するハザード$h_0(t)$は**ベースラインハザード**とよばれ，ハザード比の対数が変数xについて比例するとき，すなわち

$$\log \frac{h_x(t)}{h_0(t)} = bx$$

と書けるとき，変数xに関して比例ハザード性が成り立つと言う．特に，変数$x=1$に対するハザード比は

$$\frac{h_1(t)}{h_0(t)} = \exp(b)$$

と書ける．また，比例ハザード性が成り立つとき，生存確率$S(t)$は変数$x=0$に対応する生存確率$S_0(t)$を用いて

$$S(t) = S_0(t)^{\exp(bx)}$$

と表すことができる．したがって，変量xの異なる値に対応する生存曲線は互いに交わることはない．逆に，生存曲線が交差する場合は，比例ハザード性が成り立たない可能性がある．このように，比例ハザード性を仮定した回帰は**コックスの比例ハザード回帰**，あるいは，単に**コックス回帰**とよばれる．なお，この回帰においては，生存確率$S(t)$および$S_0(t)$の形は特定しないまま，回帰係数bの推測が可能である．

表13.7の生存データにおいて，既存の術式ならば0，新しい術式ならば1をとる変数xを用いてコックスの比例ハザードモデルを適用してみよう．したがって，ここでは既存の術式のハザードがベースラインハザードとなる．実際，傾きbの推定値は-1.383と求めることができ，ハザード比は$\exp(-1.383)=0.251$，その標準誤差は0.606，P値は0.022と算出される．それゆえ，既存の術式に対して新しい術式の死亡危険度は約4分の1 $\left(0.251 \fallingdotseq \frac{1}{4}\right)$に下がることが分かる．死亡危険

度が下がるということは同じ生存時間における生存確率は高くなることを意味し，図13.3において新しい術式の生存曲線が既存の術式の生存曲線の上側に位置していることと符合する。また，傾きbが0であれば，ハザード比は1となり，2群の生存確率に差がないことを意味するが，傾きbのP値は0.022なので，「2群の生存確率に差がない」という帰無仮説は有意水準5％の検定によって棄却される。同じ帰無仮説に対するログランク検定によるP値は0.016であったので，ほぼ等しい検定であることが分かる。

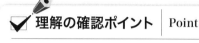

表13.7 (p.173) で与えられる2群の生存データにおいて，時刻$t=3$における表13.6に対応する2×2分割表を作成せよ。また，その分割表における$e_A(3)$および$v_A(3)$を求め，表13.8に記載された値と一致することを確かめよ。

> **理解の確認ポイント** | Point
>
> ☐ 打ち切りを含む生存データによるカプラン・マイヤー曲線の求め方
> ☐ 2群の生存データに対するログランク検定の手順の確認
> ☐ コックスの比例ハザードモデルにおけるハザード比の解釈

13.2 演習問題

表13.7で与えられるB群の生存データから生存確率を計算し，図13.3のカプラン・マイヤー生存曲線と一致することを確かめよ．

> **コラム　打ち切りデータ**
>
> 　生存時間解析を難しくしているのは打ち切りデータの存在に他ならない．もし，すべての個体において死亡するまでの時間が観察されていれば，生存時間の分布は箱ひげ図，あるいは，ヒストグラムで記述され，2群の比較もt検定で検討されるかも知れない．ところで，本章ではある時点までの生存は記録されているが，その後，いつ死亡したか分からないという「右側打ち切り」を紹介した．ここでは，歯科医院において全ての歯の状態を知る目的で撮影されるパノラマレントゲン写真を例に，歯の抜けるまでの時間に関心があるとして他の打ち切りについても考えてみよう．同一個人において，この写真が複数時点で撮影されているとき，ある時点までは歯が写っているのに次の時点で抜けていれば，この区間に歯が抜けたことが分かる．この場合には，区間打ち切りとよばれる．一方，初めて撮った写真で既に抜けていることもあるだろう．このときは，それ以前のいつ抜けたのか分からないので，左側打ち切りとよばれる．このようにいつイベントが起きたか分からないデータであっても，イベントが起きた（あるいは，起きるだろう）時間がある範囲にまで限定できれば，使えるデータに変わる．その意味で，打ち切りデータを使わないのは，日本的に言えば「もったいない」のである．

【参考文献】

● David G. Kleinbaum and Mitchel Klein, Survival Analysis: A Self-Learning Text-3rd Edition, Springer, 2011.

第14章 同じ土俵で比べよう〜層別化と偏相関係数

Chapter 14

Key WORD	背景要因，年齢調整済死亡率，層別化，交絡因子，偏相関係数
この章の目的	ある変量の2群における差が見たいときに，興味ある変量以外の背景要因についてはできるだけそろえておきたい。また，既に観察が終わっているのであれば，何らかの方法で背景要因の影響を取り除きたいと考えるだろう。本章では，死亡率を通して背景要因の調整方法の基本的な考え方を学び，さらに一般的な方法について理解を深める。
この章の課題	市街地から離れた町に新しい大学ができると，若者が急に増えて人口を構成する年齢分布が大きく変わることがある。このような町でのがん死亡率＝がん死亡数÷人口数　を，市街地でのがん死亡率と単純に比較することができるだろうか。がんは高齢化にともなって増えることが知られており，高齢者が多い町ではがん死亡数は多い。逆に，若者が多い町では少なくなる。ここでは，年齢分布の違いを調整したうえで，2つの町のがんの死亡率を比較してみよう。

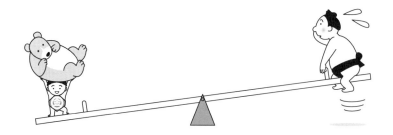

14.1　年齢調整済死亡率

　ある町における**粗死亡率**は，1年間に死亡した人数を，その期間の人口数で割った値で与えられる。粗死亡率をそのまま利用することもあるが，人口10万人当たり，あるいは，人口千人当たりの死亡数として表現されることもある。

年齢階級	人口数	死亡数	死亡率
0〜4歳	21,164	4	18.9
15〜64歳	90,576	157	173.3
65歳〜	36,260	1,319	3,637.6
合計	148,000	1,480	1,000.0

表14.1　A市における年齢階級別人口数，死亡数，死亡率（人口10万対）

　例えば，表14.1で与えられるA市の総人口数は148,000人で，1年間に1,480人が死亡している。このとき，粗死亡率は

$$粗死亡率 = \frac{死亡数}{人口数} = \frac{1480}{148000} = 0.01$$

となる。したがって，人口10万人当たりの死亡数は100,000×0.01＝1,000人，あるいは，人口千人当たりの死亡数は1,000×0.01＝10人と算出できる。

　粗死亡率は，高齢者が多い町では高く，若者が多い町では低くなる傾向がある。それゆえ，医療設備の充実度，健康増進のための啓蒙活動の成果などを2つの町の死亡率によって比較しようとする場合，年齢分布による影響を調整する必要がある。調整を行う際に参照するデータを基準集団，また，調整の対象となる集団を観察集団とよぶ。基準集団は観察集団と同じ年のデータにすることもあるが，経年変化などを調べるために特定の年（例えば，昭和60年の国勢調査など）を利用することもある。

　年齢分布の調整を行う方法は大きく分けて2つある。1つは，基準集団と同じ年齢階級別人口数を用いる方法で**直接法**とよばれる。もう1つは，基準集団と同じ年齢階級別死亡率を用いる方法であり，**間接法**とよばれる。表14.2で与えられる基準集団のデータを用いて，実際に直接法と間接法による年齢調整を行ってみよう（章末参考文献：福富・橋本，2014）。

年齢階級	人口数	死亡数	死亡率
0～4歳	24,000,000	14,000	58.3
15～64歳	84,000,000	202,000	240.5
65歳～	15,000,000	536,000	3,573.3
合計	123,000,000	752,000	611.4

表14.2　基準集団における年齢階級別人口数，死亡数，死亡率（人口10万対）

直接法では，基準集団が観察集団と同じ死亡率を持つと仮定したときに期待される死亡数を算出する。表14.3に直接法を用いた場合の基準集団としてA市の死亡率を仮定した**期待死亡数**を示す。基準集団の年齢階級別人口数のもとで観察集団における年齢階級別死亡率を仮定し，基準集団における年齢階級別の期待死亡数とその総和を求める。これを基準集団の総人口で割ると，直接法による年齢調整済死亡率が求められる。表14.3では，565.6（人口10万対）と算出でき，基準集団における粗死亡率611.4と比較して観察集団であるA市の死亡率は小さいことが分かる。このように，直接法は直感的にも理解しやすい。一方で，観察集団の人口数が少ない場合には死亡数も少なく，算出される年齢階級別死亡率や最終的に求められる年齢調整済死亡率の標準誤差が大きくなることがあるため，注意が必要である。

年齢階級	基準集団 人口数	観察集団 死亡率	基準集団 期待死亡数
0～4歳	24,000,000	18.9	4,536
15～64歳	84,000,000	173.3	145,572
65歳～	15,000,000	3,637.6	545,640
合計	123,000,000		695,748

表14.3　直接法による基準集団の人口分布を用いた年齢調整済死亡率
695,748÷123,000,000×100,000＝565.6（人口10万対）

次に，間接法による年齢調整を2段階に分けて示す。まず，観察集団の年齢階級別人口数のもとで，基準集団における年齢階級別死亡率を用いて年齢階級別の期待死亡数を求める。そして，実際の観察集団における死亡数を期待死亡数で割った値を求め，これを**標準化死亡比**（SMR：Standardized Mortality Ratio）とよぶ。通常，SMRは100を掛けた値を用いる。SMRが求められれば，観察集団における死亡数が基準集団における期待死亡数と比べてどの程度高い（あるいは低い）のか分かるので，これを基準集団の粗死亡率に掛けることで間接法による年齢調整済死亡率が求められる。表14.4に結果を示す。SMRが97.0であること

から，基準集団と比較して観察集団であるA市の死亡率は小さく，基準集団の粗死亡率とSMRの積から，観察集団における年齢調整済死亡率である593.1が算出される．

年齢階級	観察集団 人口数	基準集団 死亡率	観察集団 期待死亡数
0〜 4歳	21,164	58.3	12.3
15〜64歳	90,576	240.5	217.8
65歳〜	36,260	3,573.3	1295.7
合計			1525.8

表14.4　間接法による基準集団の死亡率を用いた年齢調整済死亡率

$$\text{SMR} = 1{,}480 \div 1525.8 \times 100 = 97.0$$

$$611.4 \times \left(\frac{\text{SMR}}{100}\right) = 593.1 \,(\text{人口10万対})$$

📝 課題の解決

表14.1で与えられるA市の死亡率を，表14.2で与えられる基準集団と比べると，基準集団の粗死亡率611.4に対して，A市の直接法および間接法による年齢調整済死亡率は，それぞれ，565.6および593.1と算出でき，どちらの方法を用いても小さいことが分かる．このように，人口構成が異なる場合であっても同じ死亡率や人口数を一方に合わせることで比較可能になる．

続いて，一般的なデータに対して背景要因の調整を行うことができる層別化と回帰分析について学ぶ．

14.2　層別化による交絡因子の調整

出生時の体重が2500g未満の新生児を**低出生体重児**（LBWI：Low Birth Weight Infant）とよぶ．表14.5は母親の喫煙習慣の有無と低出生体重児の生後1年未満の死亡率，すなわち，乳児死亡率に関するデータである．喫煙列の1は喫煙群を，0は非喫煙群を表し，また，LBWI列の1は低出生体重児を，0は非低出生体重児を表す．

喫煙	LBWI	生存数	死亡数	合計	死亡率
0	0	18	2	20	0.1
0	1	80	20	100	0.2
1	0	70	30	100	0.3
1	1	12	8	20	0.4

表14.5 母親の喫煙習慣別の低出生体重児の乳児死亡率データ

　表14.5には母親の喫煙と低出生体重児という2つの変数が含まれる。まず、低出生体重と乳児死亡率の関係を表14.6の2×2分割表によって要約してみよう。すると、非低出生体重児群の死亡率は0.27、低出生体重児群の死亡率は0.23となり、低出生体重児群の死亡率が低い。この結果を見ると、小さく生まれた方が健康である、という結論になるかも知れない。しかしながら、低出生体重児群の乳児死亡率が高いのはよく知られた事実であり、表14.6から得られる死亡率には若干の違和感を覚える。

LBWI	生存数	死亡数	合計	死亡率
0	88	32	120	0.27
1	92	28	120	0.23

表14.6 低出生体重児と乳児死亡率データ

　次に、喫煙の有無で、表14.5のデータを分けて、それぞれで分割表を作成してみよう。このように、ある変数の値によってデータを分けることを**層別化**、あるいは、**層化**という。表14.7に非喫煙群を、表14.8に喫煙群の2×2分割表を示す。すると、いずれの表においても、低出生体重児群の死亡率の方が、非低出生体重児群よりも高くなっており、既存の知見に一致する。

LBWI	生存数	死亡数	合計	死亡率
0	18	2	20	0.1
1	80	20	100	0.2

表14.7 非喫煙群における低出生体重児と乳児死亡率データ

LBWI	生存数	死亡数	合計	死亡率
0	70	30	100	0.3
1	12	8	20	0.4

表14.8 喫煙群における低出生体重児と乳児死亡率データ

それでは，なぜ，このような奇妙なことが起きたのか，表14.5のデータを標本数とともに図14.1に示す．図を見ると確かに，喫煙群および非喫煙群のそれぞれにおいて，非低出生体重児群よりも低出生体重児群の乳児死亡率の方が高い．一方で，喫煙の有無を無視すれば，表14.6の乳児死亡率を結んだ直線が示すように，かっこ内の標本数の影響で低出生体重児群の乳児死亡率が低くなってしまう．つまり，母親の喫煙は，低出生体重児と乳児死亡率の両方に影響を与えており，本来の目的である「低出生体重児の乳児死亡率への影響」が正しく評価できていない．このように，原因と結果の両方に影響をおよぼす因子は，**交絡因子**とよばれる．そして，交絡因子の影響を取り除く方法の1つが交絡因子を用いた層別化である．しかしながら，層別化することによって，分割表における標本数が少なくなるので注意が必要である．

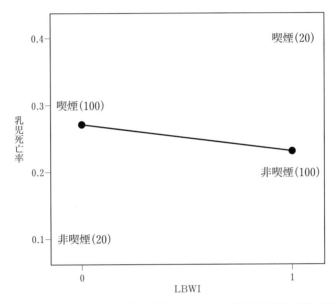

図14.1　喫煙群別の低出生体重児と乳児死亡率．かっこ内の数値は各群の合計を表す．例えば，表14.5から低出生体重児群のうち喫煙群の合計は20となる．また，喫煙の有無を無視した場合の全体的な傾向を実線で示す．

交絡因子の影響を調整する別の方法として回帰分析が考えられる。表14.5のデータにおいて，喫煙群なら1，非喫煙群なら0をとる変数をx_1，低出生体重児群なら1，非低出生体重児群なら0をとる変数をx_2，また，乳児死亡率をPとして，次の複数の説明変数を持つ(多重)ロジスティック回帰を適用する。

$$\log \frac{P}{1-P} = b_0 + b_1 x_1 + b_2 x_2$$

ロジスティック回帰の結果を表14.9に示す。低出生体重児群の非低出生体重児群に対する乳児死亡率のオッズ比は$\exp(0.56)=1.74$，また喫煙群の非喫煙群に対するオッズ比は$\exp(1.10)=3.00$と算出できる。この結果は図14.1からも読み取ることができる。すなわち，低出生体重児群および非低出生体重児群のそれぞれにおいて，喫煙群は非喫煙群の約3倍の乳児死亡率があり，また，喫煙および非喫煙群のそれぞれにおいて，低出生体重児群は非低出生体重児群の約1.7倍の乳児死亡率がある。このように，回帰分析に調整したい交絡因子を入れることで，その変数の影響を除去したときの，あるいは，その変数の値を固定したときの効果を評価することができる。ただし，同時に入れる変数に強い相関があると，うまく推定できないことがあり，これは説明変数の多重共線性として知られている。

		回帰係数	標準誤差	P値
定数	b_0	-1.97	0.43	0.000
低出生体重児群	b_1	0.56	0.41	0.179
喫煙群	b_2	1.10	0.42	0.009

表14.9 ロジスティック回帰の推定結果

14.3 偏相関係数による交絡因子の調整

表14.10 (p.186)は，2歳～9歳までの20人の子供に行った知能の発達の程度を調べるための知能テストの得点と身体的な発育の指標となる体重のデータである。身体の発育と知能の発達には密接な関係があることが知られており，相関係数を計算すると0.790となった。しかし，体重が多ければ知能テストは高い，という結果は一般的な常識とは一致しない。一方で，年齢とともに両方の指標は高くなることは知られている。そこで，年齢の影響を調整して，体重と知能テストの相関係数を求めてみよう。

3組の変数，X，Y，Zがあるときに，Zの影響を調整したXとYの相関係数は，

偏相関係数とよばれ，次式で与えられる（章末参考文献：宮川，1997）。

> Z の影響を調整した X と Y の偏相関係数は次式で与えられる。
> $$r(X,\ Y|Z) = \frac{r(X,\ Y) - r(Y,\ Z)r(Z,\ X)}{\sqrt{1-r^2(Y,\ Z)}\sqrt{1-r^2(Z,\ X)}}$$

例題 表14.10における体重，知能テストおよび年齢をそれぞれ，Wt，$Test$ および Age と置く。このとき，それぞれの相関係数，$r(Wt,\ Test)=0.790$，$r(Test,\ Age)=0.915$，$r(Age,\ Wt)=0.906$ を用いて，年齢の影響を調整した体重と知能テストの偏相関係数を求めよ。
（解説）
$$\begin{aligned} r(Wt,\ Test|Age) &= \frac{r(Wt,\ Test) - r(Test,\ Age)r(Age,\ Wt)}{\sqrt{1-r^2(Test,\ Age)}\sqrt{1-r^2(Age,\ Wt)}} \\ &= \frac{0.790 - 0.915 \times 0.906}{\sqrt{1-0.915^2}\sqrt{1-0.906^2}} \\ &= -0.23 \end{aligned}$$

したがって，年齢を固定すれば，あるいは，年齢が同じであれば，体重と知能テストの間にはほとんど相関がないことが分かる。つまり，体重と知能テストの相関係数0.790は年齢を介した「見かけの相関」であって，実際には図14.2のような関係があると解釈される。

個人番号	年齢	体重	知能テスト
1	6.2	24.8	134
2	8.6	25.6	136
3	3.9	15.9	117
4	4.7	16.1	124
5	7.7	24.2	137
6	8.8	28.9	135
7	8.7	31.8	135
8	7.3	22.3	137
9	5.6	18.9	131
10	2.5	15.0	100
11	6.5	23.2	134
12	8.4	24.8	136
13	2.7	15.2	104
14	4.1	12.8	120
15	7.4	25.0	137
16	3.8	12.0	117
17	5.6	19.5	131
18	6.7	27.5	136
19	3.0	15.0	109
20	6.9	22.1	136

表14.10　子供の知能テストデータ

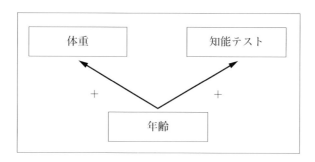

図14.2　表14.10のデータにおける年齢，体重および知能テストの関係。矢印に付与された「＋」の記号は，「増加させる」影響を与えることを示す。

次に，知能テストに対して，体重と年齢を説明変数とする以下の重回帰モデルを当てはめると，表14.11の推定結果を得る。

$$Test = a + b_{Wt}Wt + b_{Age}Age$$

年齢は1％有意で知能テストに対して正の効果を持つが，体重の知能テストに対する負の効果は5％有意にならず，「体重の知能テストに対する効果はない」という帰無仮説は棄却されない。つまり，体重は知能テストに対して効果はないと解釈される。

	回帰係数	標準誤差	P値
a	98.95	4.56	0.000
b_{Wt}	-0.46	0.47	0.350
b_{Age}	6.37	1.29	0.000

表14.11　線形重回帰の推定結果

また，体重を固定したときの年齢と知能テストだけの関係式を求めることもできる。例えば，体重にその平均値21.3を代入すると，次のように求められる。
$$Test = 98.95 - 0.46 \times 21.3 + 6.37 Age = 89.15 + 6.37 Age$$

補足となるが，偏相関係数は直線回帰を利用して求めることも可能である。3組の変数，X, Y, Zがあるときに，XとYをZでそれぞれ直線回帰して，その予測値を求める。次に，XとYから予測値を引いたe_Xとe_Yを求めれば，Zの影響を調整したXとYの偏相関係数はe_Xとe_Yの相関係数として与えられる。ここで，観測値から予測値を引いた値を残差とよび，一般に小さいほど直線回帰当てはまりは良いとされる。直線回帰による偏相関係数を求める手順は以下のように書ける(章末参考文献：田中，1998)。

1. 直線回帰を行い，回帰係数を求める。
$$X = a_X + b_X Z, \qquad Y = a_Y + b_Y Z$$
2. 残差を求める。
$$e_X = X - (a_X + b_X Z), \qquad e_Y = Y - (a_Y + b_Y Z)$$
3. 残差の相関係数を求める。
$$r(X, Y|Z) = r(e_X, e_Y)$$

14.1 演習問題

表14.10で与えられる子供の知能テストデータにおいて，体重(X)と知能テスト(Y)を年齢(Z)でそれぞれ直線回帰したところ，以下の回帰係数が得られた。

$$a_X=6.31, \quad b_X=2.47, \quad a_Y=96.07, \quad b_Y=5.24$$

これらの回帰直線による残差は表14.12として算出できる。このとき，e_Xとe_Yの相関係数を求めて，年齢の影響を調整した体重と知能テストの偏相関係数を求め，例題の結果$r(X, Y|Z)=-0.23$と等しいことを確かめよ。

個人番号	e_X	e_Y
1	3.2	5.4
2	−2.0	−5.2
3	−0.1	0.5
4	−1.8	3.3
5	−1.1	0.5
6	0.8	−7.2
7	4.0	−6.7
8	−2.1	2.6
9	−1.3	5.6
10	2.5	−9.2
11	0.8	3.8
12	−2.3	−4.1
13	2.2	−6.2
14	−3.6	2.4
15	0.4	2.1
16	−3.7	1.0
17	−0.7	5.6
18	4.6	4.8
19	1.3	−2.8
20	−1.3	3.7

表14.12 偏相関係数のための補助表

理解の確認ポイント | Point

- [ ] 年齢調整済死亡率の求め方
- [ ] 層別化と回帰による交絡因子の取り除き方
- [ ] 3つの変数がある場合の偏相関係数の求め方

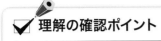

コラム　バイアス

　疫学分野において「そのデータにはバイアスがある」という指摘をしばしば耳にする。バイアス：biasとは「偏り」の意味を持つが，ここでは，調整すべき，あるいは，調整できない背景要因が存在していることを指しており，興味ある変量の効果が正しく評価できていない可能性を表す。バイアスには大きく分けて2種類あり，目的に適していない集団を観察対象に選んでしまったことによる「選択バイアス」，そして，データを取得するときに起きる「情報バイアス」である。選択バイアスの例としては，例えば，一般の人の白血球数の正常範囲を調べたいときに，血液検査データが集まりそうな大学病院を見つけ，そこに来た患者たちの血液検査の白血球数を調べる場合に起きる。つまり，病院に来た患者は何かしらの病気にかかっていることが考えられ，一般人より白血球数が高い可能性がある。よって，一般の人への結果として還元できそうにない。また，情報バイアスの例としては，過去に関する質問をしたときに起きる思い出しバイアスが代表的である。例えば，食中毒の症状が出ている人に過去の食事についてアンケートすると思い出そうと努力して回答するが，ほぼ同じ食事をしても症状が出なかった人はあまり思い出そうとはしない。このように，統計解析を行う前に起きてしまうバイアスは調査・実験の計画段階でしっかり検討し，排除したい。

【参考文献】

- 福富和夫，橋本修二（著），保健統計・疫学－改訂5版，南山堂，2014．
- 宮川雅巳（著），グラフィカルモデリング，朝倉書店，1997．
- 田中勝人「統計学」新世社，1998．

第 15 章 Chapter 15

折れ線を当てはめよう～重回帰モデルのアイデア

Key WORD	折れ線回帰，変量選択，経時測定データ，交互作用項，変化係数

この章の目的	散布図がいつでも単純な直線で要約できるとは限らない。ここでは，直線より少し自由度の高い折れ線を考え，さらに，適度な当てはまりを保つ程度に節点を減らす方法を学ぶ。また，直線回帰の応用として，交互作用項を利用した経時測定データの記述を考える。

この章の課題	歳をとるにしたがって体に起きる変化は加齢効果（aging effect）とよばれる。成人する前の若いときだけを考えてみると，身長や体重など年齢とともに単調に増加するものが多く，一方で，骨塩量などは成人するまでに，増加・減少・一定と複雑に変化することが知られている。ここでは，年齢とともに変化する骨塩量データ（p.194表15.1）に折れ線を当てはめることで，その傾向を要約してみよう。

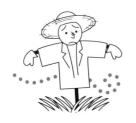
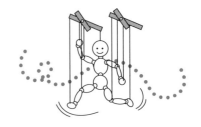

15.1 折れ線回帰

表15.1は若い女性32人の脊柱における骨塩量の相対変化データである。骨塩量とは一定量の骨の中に含まれるミネラル分の量を示す指標であり、骨粗鬆症の診断に用いられる。観測値は連続した2回の測定時の骨塩量の差をその平均で割った相対変化を示しており、測定時年齢の平均年齢を測定時点としている。図15.1 (p.195) に散布図を示す。散布図から読み取れる大局的な傾向として、年齢とともに骨塩量の相対変化は0に向かって減少していくのが分かる。そこで、年齢xについて直線を当てはめるのではなく、xとその2乗の変数x^2を用いた2次曲線(放物線ともよばれる)を当てはめて実線で示す。このように変数xの多項式を足し合わせた曲線を**多項式曲線**とよぶ。

次に、骨塩量の相対変化が、大きく減少後にほぼ一定の値をとることに着目して、折れ線を当てはめることを考えよう。折れ線が折れ曲がる点を**節点**とよび、例えば、変数xについて節点kで折れる**折れ線**(スプライン基底)は次のように書ける(章末参考文献、Ruppert, Wand and Carroll, 2003)。

$$(x-k)_+ = \begin{cases} x-k, & (x>k) \\ 0, & (その他) \end{cases}$$

なお、折れ線は節点で尖ってしまうが、$(x-k)_+^2$のように2乗すれば節点で丸く曲がった曲線にすることもできる。

例題　表15.1の(x,y)で与えられる散布図に対して、18歳で節点を持つ折れ線$y=b_0+b_1x+b_2(x-18)_+$を当てはめたところ、回帰係数として$b_0=0.239$, $b_1=-0.013$　$b_2=0.014$が得られた。この折れ線が節点で区切られた区間ごとにどのような直線として表せるか調べ、図示せよ。

(解説)
　折れ線の回帰式に含まれる変数$(x-18)_+$は、xが18未満では0、xが18以上で$(x-18)$をとる。したがって、当てはまった折れ線は

　　xが18未満では　　　$y=b_0+b_1x$

　　xが18以上では　　　$y=b_0+b_1x+b_2(x-18)_+=(b_0-18b_2)+(b_1-b_2)x$ (ママ)

と書ける。すなわち、切片が$b_0-18b_2=-0.013$、傾き$b_1+b_2=-0.013+0.014=0.001$の直線となる。それゆえ、$x$が18以上においては、$x$軸を表す直線$y=0$に近い。この折れ線を図15.2 (p.196) に示す。

📎 課題の解決

　自由度の高い曲線として，多くの節点を持つ折れ線を考える。図15.3（p.197）に節点として，10, 12, …, 24の計8点を用意した折れ線を示す。すると，12歳頃まで増加した後，減少に転じ，16歳頃から変化率がほぼ0，すなわち，骨塩量が一定となる傾向が示唆された。このように，自由度が高い曲線を当てはめることで，単調な傾向を記述する直線では表現できないような複雑な傾向が発見されることがある。特に，データの特徴が把握しきれていない探索的な段階においては，様々な傾向を表現できる曲線を活用したい。

　次節では，自由度が高くなり過ぎた折れ線から，適度な当てはまりを保ちつつ，節点の数を減らす方法を学ぶ。

15.2　変量選択

　ここまでは，複数の節点を持つ折れ線の当てはめを考えた。図15.3で適用された曲線は，10個の回帰係数を持っており，32個の標本数に対して少し過剰だったかも知れない。一般に，回帰係数の個数，あるいは，自由な値をとるパラメータ数が多い曲線ほど，データに対する当てはまりが良くなることが知られている。一方で，限られた標本数に対して，多くのパラメータを持つ曲線を当てはめると，それぞれのパラメータの推定精度は悪くなる。したがって，当てはまりの程度が同じ程度の曲線であれば，使われるパラメータ数は少ない方が良い。このようにデータに対する当てはまりの良さとパラメータ数の少なさとのバランスの良さ（正確には，予測対数尤度）をはかる基準の1つに，次の **AIC** がある（章末参考文献：坂元・石黒・北川，1983）。2つの曲線（回帰モデル）でAICを比較する場合には，値の小さい方が良い曲線と判断する。

$$AIC = -2(最大対数尤度) + 2(パラメータ数)$$

変数選択基準AICは最大対数尤度が大きいほど小さくなり，逆に，使用するパラメータ数が増えると大きくなる．例えば，同じパラメータ数3の曲線を当てはめた図15.1と図15.2の場合であれば，当てはまりの良さを示す対数尤度だけの比較となり，図15.1の2次曲線のAICは-205.38，図15.2の折れ線は-206.84なので，折れ線の方が当てはまりが良いことが分かる．

　次に，図15.3で与えられるような多くの変数を使った曲線において，AICを使った変数選択を考えてみよう．どの変数を用いれば，少ない変数でも適度な当てはまりが得られるかを調べるには大きく分けて3つの方法がある．1つ目は，すべての変数ごとに使用の有無を考える総当たり法である．つまり，図15.3では，切片以外に9個の変数が使われているので，1つも変数を使わない曲線から，すべての変数を使う曲線まで，$2^9 = 512$通りの変数の組合せが考えられる．この方法は取りこぼしのない方法であるが，計算量も増えるため実際にはあまり使われない．

　現実的な方法として，**変数減少法**がある．これは，手持ちのすべての変数の組から，どの変数を1つ外せばAICが小さくなるかを逐次的に調べる方法で，外しても小さくならなければ変数選択を終了する．表15.2 (p.198)に9個の変数による変数選択を示す．変数選択の結果，図15.4 (p.199)で示される3個の変数を用いた折れ線が最良の曲線として選ばれた．確かに，図15.3 (p.197)で使われた9個の変数を持つ折れ線よりも自由度は低い曲線であるが，全体的に散布図の傾向を良く表している．また，表15.3 (p.199)で示すように，推定された回帰係数の標準誤差も小さく，P値も小さい．

　最後に変数増加法について触れる．これは，切片だけの曲線から始めて，次にどの変数を加えればAICが小さくなるかを逐次的に調べる方法である．この方法は変数間の相関係数が低いときには有用であるが，一般的には変数減少法が適用不可能なときなどに簡便な方法として利用されることが多い．

y	x	x^2	$(x-12)_+$	$(x-16)_+$	$(x-18)_+$
0.05	9.8	96.04	0	0	0
0.11	10.6	112.36	0	0	0
0.03	10.9	118.81	0	0	0
0.14	11.2	125.44	0	0	0
0.04	11.7	136.89	0	0	0
0.04	12.1	146.41	0.1	0	0
0.17	12.2	148.84	0.2	0	0
0.13	12.7	161.29	0.7	0	0
0.13	12.9	166.41	0.9	0	0
0.11	13.2	174.24	1.2	0	0
0.07	13.7	187.69	1.7	0	0
0.02	13.9	193.21	1.9	0	0
0.01	14.2	201.64	2.2	0	0
0.05	14.8	219.04	2.8	0	0
0.01	14.9	222.01	2.9	0	0
0.01	15.2	231.04	3.2	0	0
0.04	15.5	240.25	3.5	0	0
-0.02	16.1	259.21	4.1	0.1	0
0.03	16.2	262.44	4.2	0.2	0
0.00	16.6	275.56	4.6	0.6	0
0.01	17.2	295.84	5.2	1.2	0
0.01	17.8	316.84	5.8	1.8	0
-0.01	18.1	327.61	6.1	2.1	0.1
0.01	18.8	353.44	6.8	2.8	0.8
0.03	19.4	376.36	7.4	3.4	1.4
-0.01	20.1	404.01	8.1	4.1	2.1
0.01	20.5	420.25	8.5	4.5	2.5
-0.03	21.4	457.96	9.4	5.4	3.4
0.01	22.4	501.76	10.4	6.4	4.4
0	23.3	542.89	11.3	7.3	5.3
0	24.1	580.81	12.1	8.1	6.1
0	24.9	620.01	12.9	8.9	6.9

表15.1 若い女性の骨塩量の相対変化データ。年齢 (x) と骨塩量の相対変化 (y)。Hastei, Tibshirani and Friedman (2009) より一部抜粋

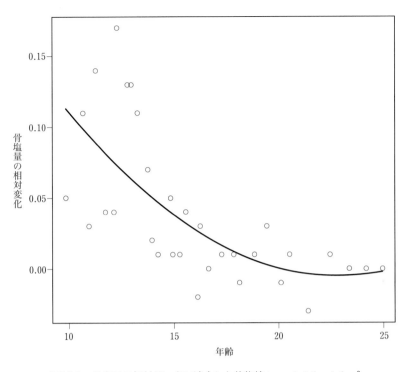

図15.1 骨塩量の相対データに適合した放物線：$y = b_0 + b_1 x + b_2 x^2$
ここで，$b_0 = 0.358$, $b_1 = -0.032$, $b_2 = 0.0007$。$AIC = -205.38$

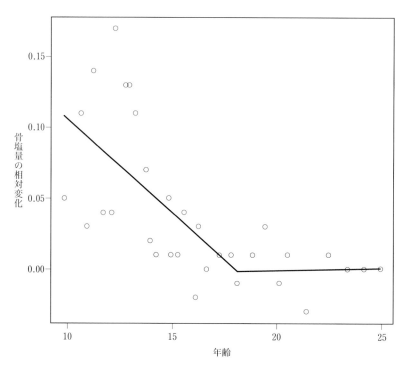

図15.2　骨塩量の相対データに適合した折れ線：$y = b_0 + b_1 x + b_2(x-18)_+$
ここで，$b_0 = 0.239$，$b_1 = -0.013$，$b_2 = 0.014$。$AIC = -206.84$

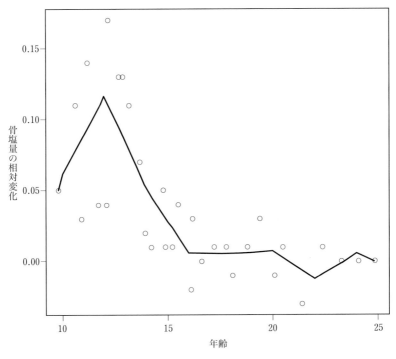

図15.3 骨塩量の相対データに適合した節点の多い折れ線：
$y = b_0 + b_1 x + b_2(x-10)_+ + b_3(x-12)_+ + b_4(x-14)_+ + b_5(x-16)_+ + b_6(x-18)_+ + b_7(x-20)_+ + b_8(x-22)_+ + b_9(x-24)_+$
ここで、$b_0 = -0.489$, $b_1 = 0.055$, $b_2 = -0.027$, $b_3 = -0.061$, $b_4 = 0.011$, $b_5 = 0.022$, $b_6 = 0.0007$, $b_7 = -0.011$, $b_8 = 0.019$, $b_9 = -0.016$。$AIC = -201.52$

	Step 1	Step 2	Step 3	Step 4	Step 5	Step 6	Step 7
x	−203.47	−205.47	−204.02	−205.97	−207.83	−209.81	−211.73
$(x-10)_+$	−203.51	−205.51					
$(x-12)_+$	−200.35	−202.35	−201.92	−203.87	−205.66	−207.66	−206.74
$(x-14)_+$	−203.33	−205.32	−207.28	−209.22	−210.99	−212.99	
$(x-16)_+$	−202.78	−203.89	−205.89	−207.87	−209.75	−210.91	−202.49
$(x-18)_+$	−203.52						
$(x-20)_+$	−203.42	−205.34	−207.33	−209.32			
$(x-22)_+$	−203.32	−205.31	−207.29	−209.28	−211.28		
$(x-24)_+$	−203.47	−205.47	−207.46				
<none>	−201.52	−203.52	−205.51	−207.46	−209.32	−211.28	−212.99

表15.2 変数選択基準AICによる変数減少法の結果。初めに,全ての変数を用いてAICを求め,それぞれのStepにおいて,どの変数を取り除いた場合にAICが小さくなるかをStep 1,Step 2,…と順に求めていく。そして,何も取り除かない場合(表中の<none>行の値)が最も小さくなれば,変数選択を終了する。

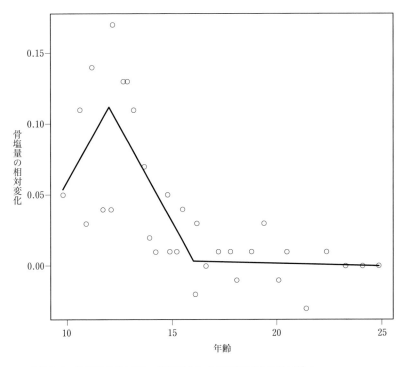

図15.4 骨塩量の相対データに適合した変数選択後の折れ線：
$y = b_0 + b_1 x + b_2 (x-12)_+ + b_3 (x-16)_+$
ここで，$b_0 = -0.200$, $b_1 = 0.026$, $b_2 = -0.053$, $b_3 = 0.027$。$AIC = -212.99$

	回帰係数	標準誤差	P値
b_0	-0.200	0.171	0.251
b_1	0.026	0.015	0.094
b_2	-0.053	0.019	0.008
b_3	0.027	0.007	0.001

表15.3 変数選択後の折れ線の推定結果

ここまでは直線回帰の応用として，折れ線回帰を学んだ。次節では，経時的に観測されたデータを変数の積を利用して説明することを学ぶ。

15.3 交互作用項

表15.4は8歳から14歳までの男女における歯科矯正データである。表からも分かるように，個人においては年齢とともに観測値は増加する傾向があり，また，男女では，男性の方が大きな値をとる傾向がある。このように，複数の観測時点において観測されたデータは**経時測定データ**(章末参考文献：藤越，2009)とよばれ，表15.5のような形式で記述されることが多い。この形式であれば，個体ごとの測定時点や測定回数が異なっていても対応でき，また，横軸に時間，縦軸に観測値とする散布図を描くときにも都合が良い。

歯科矯正データにどのような直線，あるいは，曲線を考えれば良いだろうか。ここでは2段階に分けて考えてみよう。まず，年齢tとともに観測値yが増加することに着目すれば，次の直線が仮定できるであろう。

$$y = a + bt$$

次に，男女で切片aおよび傾きbが異なるとすれば，男性なら1，女性なら0をとる変数xを用いて

$$a = a_0 + a_1 x, \qquad b = b_0 + b_1 x$$

と書ける。例えば，女性の切片はaに$x=0$を代入することによりa_0と計算できる。同様にして，男女の切片と傾きは表15.6(p.202)のように記述できる。したがって，切片と傾きを直線の式に代入すれば

$$y = a_0 + b_0 t + a_1 x + b_1 tx$$

となり，変数tとxの積の変数，txが新たに現れる。このように変数の積で表される変数を**交互作用変数**とよび，回帰式においてはその回帰係数と合わせて**交互作用項**とよばれることもある。上の式において，性別を表す変数xに着目して，定数と変数xの回帰係数をそれぞれ，$\theta_0(t) = a_0 + b_0 t$，$\theta_1(t) = a_1 + b_1 t$と置けば

$$y = \theta_0(t) + \theta_1(t) x$$

のように表すことができ，$y = \theta_0(t)$は女性に対する直線を，$y = \theta_0(t) + \theta_1(t)$は男性に対する直線を表す。特に，$\theta_1(t)$は性差を表す変数の回帰係数と考えることができ，時間とともに変化するxの回帰係数と考えることができるので(時変型)**変化係数**とよばれる。図15.5(p.203)に推定された男女の直線を示す。

番号	性別	8歳	10歳	12歳	14歳
1	0	21	20	21.5	23
2	0	21	21.5	24	25.5
3	0	20.5	24	24.5	26
4	0	23.5	24.5	25	26.5
5	0	21.5	23	22.5	23.5
6	0	20	21	21	22.5
7	0	21.5	22.5	23	25
8	0	23	23	23.5	24
9	0	20	21	22	21.5
10	0	16.5	19	19	19.5
11	0	24.5	25	28	28
12	1	26	25	29	31
13	1	21.5	22.5	23	26.5
14	1	23	22.5	24	27.5
15	1	25.5	27.5	26.5	27
16	1	20	23.5	22.5	26
17	1	24.5	25.5	27	28.5
18	1	22	22	24.5	26.5
19	1	24	21.5	24.5	25.5
20	1	23	20.5	31	26
21	1	27.5	28	31	31.5
22	1	23	23	23.5	25
23	1	21.5	23.5	24	28
24	1	17	24.5	26	29.5
25	1	22.5	25.5	25.5	26
26	1	23	24.5	26	30
27	1	22	21.5	23.5	25

表15.4 少女11人，少年16人の4時点 (8, 10, 12, 14歳) における歯科矯正データ。歯科矯正の診断に利用するために頭部X線写真から2つの基準点 (脳下垂体と翼上顎裂) の距離 (mm) が各年齢ごとに計測されており，性別の列は男性なら1，女性なら0と示されている。
出典：Potthoff and Roy (1964)

番号	性別	年齢	距離
1	0	8	21
1	0	10	20
1	0	12	21.5
1	0	14	23
⋮	⋮	⋮	⋮
27	1	8	22
27	1	10	21.5
27	1	12	23.5
27	1	14	25

表 15.5　歯科矯正データの繰り返し測定データとしての表示形式

	女性 ($x=0$)	男性 ($x=1$)
切片 a	a_0	a_0+a_1
傾き b	b_0	b_0+b_1

表 15.6　性別の切片と傾きのパラメータ

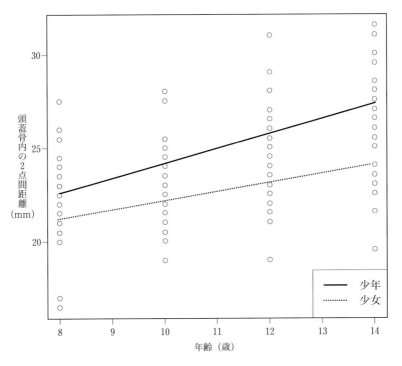

図15.5 歯科矯正データに適合した交互作用項を持つ直線：$y = a_0 + b_0 t + a_1 x + b_1 t x$
ここで，変数 t は年齢を表し，変数 x は少年なら1，少女なら0をとるダミー変数である。推定された回帰係数はそれぞれ，$a_0 = 17.37$, $b_0 = 0.48$, $a_1 = -1.03$, $b_1 = 0.30$

15.1 演習問題

表15.6で与えられるパラメータの関係式に，図15.5で推定された回帰係数を代入することで，性差の効果を示す変化係数 $\theta_1(t)$ を求めて，年齢とともに性差がどのように変化するか，その傾向を述べよ。

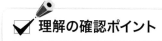

理解の確認ポイント | Point

- ☐ 折れ線を表す変数のつくり方
- ☐ 変数減少法による変量選択の手順の確認
- ☐ 交互作用項を用いた変化係数の表し方

コラム　重み付き平均

3つの都道府県，東京都，大阪府および高知県の投票率がそれぞれ，62％，58％，54％だったとしよう。今，その平均を考えると，$\frac{62+58+54}{3}=58$ となる。この平均は，見方を変えると，それぞれの投票率に $\frac{1}{3}$ を掛けた和となっている。つまり，$\frac{1}{3}\times 62 + \frac{1}{3}\times 58 + \frac{1}{3}\times 54 = 58$ である。ここで，係数の和は $\frac{1}{3}+\frac{1}{3}+\frac{1}{3}=1$ を満たす。一方で，この投票率の平均は有権者数の違いを考慮していない。各有権者数が東京都1100万人，大阪府700万人，高知県60万人であるとすれば，有権者数を重みとする平均は，$\frac{1100}{W}\times 62 + \frac{700}{W}\times 58 + \frac{60}{W}\times 54 = 60.2$ ％と算出できる。ただし，$W=1100+700+60$ であり，係数の和は $\frac{1100}{W}+\frac{700}{W}+\frac{60}{W}=1$ を満たす。この考え方は，散布図の要約にも応用できる。表15.1 (p.194) で紹介したデータにおいて，$x=10.6$ のとき $y=0.11$ であるが，散布図を滑らかにならすこと（平滑化）に興味があれば隣接する観測値との平均を線で結べば良い。つまり，$x=10.6$ の値として $\frac{0.05+0.11+0.03}{3}$，次に $x=10.9$ の値として $\frac{0.11+0.03+0.14}{3}$ と繰り返し線で結ぶ。これは，区間3の移動平均として知られており，さらに，係数として中心に大きな重みを置き，$\frac{1}{4}+\frac{2}{4}+\frac{1}{4}=1$ を使う方法もある。移動平均も折れ線回帰と双対を成す重回帰モデルの発展的なアイデアと言える。区間数の増減によってどのような曲線が得られるか考えてみると面白い（Wand and Jones, 1994）。

【参考文献】
- David Ruppert, M.P.Wand, R.J.Carroll（著）, Semiparametric Regression, Cambridge University Press, 2003.
- 坂元慶行, 石黒真木夫, 北川源四郎（著）, 北川敏男（編集）, 情報量統計学, 共立出版, 1983.
- Trevor Hastie, Robert Tibshirani, Jerome Friedman（著）, The Elements of Statistical Learning: Data Mining, Inference, and Prediction, 2nd Edition, Springer, 2009.
- 藤越康祝（著）, 経時データ解析の数理, 朝倉書店, 2009.
- Richard F.Potthoff and S.N.Roy, A generalized multivariate analysis of variance model useful especially for growth curve problems, Biometrika 51, 313−326, 1964.
- M.P.Wand, M.C.Jones（著）, Kernel Smoothing, Chapman & Hall/CRC, 1994.

解答

第1章

1.1 練習問題

国勢調査の結果を総務省統計局のホームページから e-Stat を利用すると，次のようなデータが得られる。

	全国人口（千人）			65歳以上 人口（千人）		65歳以上 人口割合	
	男	女	総数	男	女	男	女
平成2年	60,697	62,914	123,611	5,988	8,907	9.9%	14.2%
平成7年	61,574	63,996	125,570	7,504	10,757	12.2%	16.8%
平成12年	62,111	64,815	126,926	9,222	12,783	14.8%	19.7%
平成17年	62,349	65,419	127,768	10,875	14,797	17.4%	22.6%
平成22年	62,328	65,730	128,057	12,470	16,775	20.0%	25.5%

この結果を見ると，これまで人口は男女とも増加傾向にあるが，増加の割合はだんだん下がってきている。一方，65歳以上人口の割合は，男女とも急激に増えていることが分かる。

第2章

2.1 練習問題
平均値は 48.4（歳）
中央値は 48（歳）

2.2 練習問題
標準偏差は 3.41
四分位範囲は 4

第3章

3.1 練習問題

X	0	1	2	3	4
$P(X=x)$	$\frac{1}{16}$	$\frac{4}{16}$	$\frac{6}{16}$	$\frac{4}{16}$	$\frac{1}{16}$

第4章

4.1 練習問題
両側検定の p 値が 0.625 であり，有意水準の 0.05 より大きいため帰無仮説を受容する

4.2 練習問題
両側検定の p 値が約 0.0016 であり，有意水準の 0.05 より小さいので帰無仮説を棄却する

4.3 練習問題
$0.321 \leqq p \leqq 0.579$

第 5 章

5.1 練習問題
(1) 0.0495
(2) 0.9500

5.2 練習問題
(1) 0.0495
(2) 0.9500

5.3 練習問題
(1) 0.0495
(2) 0.9500

5.4 練習問題
(1) 0.0495
(2) 0.9500

第 6 章

6.1 練習問題
平均50，分散0.25の正規分布

6.2 練習問題
49.02以上50.98以下

第 7 章

7.1 練習問題
2

7.2 練習問題
介入の効果がある

第 8 章

8.1 練習問題
6

8.2 練習問題
順位和が6以下となる確率は5％
有意水準5％で違いを示すことはできない

8.3 練習問題
52

第 9 章

9.1 練習問題
遺伝子タイプの違いによって薬の効果に違いがある

第 10 章

10.1 練習問題
25以上

10.2 練習問題
1471人以上

第11章

11.1 練習問題

0.31

第12章

12.1 練習問題

1. $a = -0.16$
   $b = 1.77$
2. 5.87

第13章

13.1 練習問題

	死亡数	生存数	合計
A群	0	7	7
B群	1	4	5
合計	1	11	12

$e_A(3) = 0.583, \ v_A(3) = 0.243$

付録

標準正規分布表

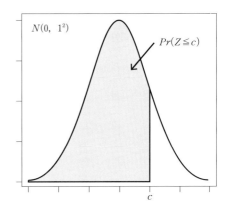

c		cの小数第2位								
		0.00	0.01	0.02	0.03	0.04	0.05	0.06	0.07	0.08	0.09
cの小数第1位まで	0.0	0.5000	0.5040	0.5080	0.5120	0.5160	0.5199	0.5239	0.5279	0.5319	0.5359
	0.1	0.5398	0.5438	0.5478	0.5517	0.5557	0.5596	0.5636	0.5675	0.5714	0.5753
	0.2	0.5793	0.5832	0.5871	0.5910	0.5948	0.5987	0.6026	0.6064	0.6103	0.6141
	0.3	0.6179	0.6217	0.6255	0.6293	0.6331	0.6368	0.6406	0.6443	0.6480	0.6517
	0.4	0.6554	0.6591	0.6628	0.6664	0.6700	0.6736	0.6772	0.6808	0.6844	0.6879
	0.5	0.6915	0.6950	0.6985	0.7019	0.7054	0.7088	0.7123	0.7157	0.7190	0.7224
	0.6	0.7257	0.7291	0.7324	0.7357	0.7389	0.7422	0.7454	0.7486	0.7517	0.7549
	0.7	0.7580	0.7611	0.7642	0.7673	0.7704	0.7734	0.7764	0.7794	0.7823	0.7852
	0.8	0.7881	0.7910	0.7939	0.7967	0.7995	0.8023	0.8051	0.8078	0.8106	0.8133
	0.9	0.8159	0.8186	0.8212	0.8238	0.8264	0.8289	0.8315	0.8340	0.8365	0.8389
	1.0	0.8413	0.8438	0.8461	0.8485	0.8508	0.8531	0.8554	0.8577	0.8599	0.8621
	1.1	0.8643	0.8665	0.8686	0.8708	0.8729	0.8749	0.8770	0.8790	0.8810	0.8830
	1.2	0.8849	0.8869	0.8888	0.8907	0.8925	0.8944	0.8962	0.8980	0.8997	0.9015
	1.3	0.9032	0.9049	0.9066	0.9082	0.9099	0.9115	0.9131	0.9147	0.9162	0.9177
	1.4	0.9192	0.9207	0.9222	0.9236	0.9251	0.9265	0.9279	0.9292	0.9306	0.9319
	1.5	0.9332	0.9345	0.9357	0.9370	0.9382	0.9394	0.9406	0.9418	0.9429	0.9441
	1.6	0.9452	0.9463	0.9474	0.9484	0.9495	0.9505	0.9515	0.9525	0.9535	0.9545
	1.7	0.9554	0.9564	0.9573	0.9582	0.9591	0.9599	0.9608	0.9616	0.9625	0.9633
	1.8	0.9641	0.9649	0.9656	0.9664	0.9671	0.9678	0.9686	0.9693	0.9699	0.9706
	1.9	0.9713	0.9719	0.9726	0.9732	0.9738	0.9744	0.9750	0.9756	0.9761	0.9767
	2.0	0.9772	0.9778	0.9783	0.9788	0.9793	0.9798	0.9803	0.9808	0.9812	0.9817
	2.1	0.9821	0.9826	0.9830	0.9834	0.9838	0.9842	0.9846	0.9850	0.9854	0.9857
	2.2	0.9861	0.9864	0.9868	0.9871	0.9875	0.9878	0.9881	0.9884	0.9887	0.9890
	2.3	0.9893	0.9896	0.9898	0.9901	0.9904	0.9906	0.9909	0.9911	0.9913	0.9916
	2.4	0.9918	0.9920	0.9922	0.9925	0.9927	0.9929	0.9931	0.9932	0.9934	0.9936
	2.5	0.9938	0.9940	0.9941	0.9943	0.9945	0.9946	0.9948	0.9949	0.9951	0.9952
	2.6	0.9953	0.9955	0.9956	0.9957	0.9959	0.9960	0.9961	0.9962	0.9963	0.9964
	2.7	0.9965	0.9966	0.9967	0.9968	0.9969	0.9970	0.9971	0.9972	0.9973	0.9974
	2.8	0.9974	0.9975	0.9976	0.9977	0.9977	0.9978	0.9979	0.9979	0.9980	0.9981
	2.9	0.9981	0.9982	0.9982	0.9983	0.9984	0.9984	0.9985	0.9985	0.9986	0.9986
	3.0	0.9987	0.9987	0.9987	0.9988	0.9988	0.9989	0.9989	0.9989	0.9990	0.9990

索引
INDEX

あ

閾値	152
ウイルコクスンの順位和検定	109
上側1％点	74
上側5％点	74
上側パーセント点	74
ウエルチの検定	99
打ち切り	167
オッズ	153
オッズ比	121
帯グラフ	29
折れ線	191
折れ線グラフ	25

か

回帰直線	145
階級	23
カイ二乗統計量	117
確率関数	40
確率変数	40
確率密度関数	64
確率モデル	39
仮説検定	51
片側検定	53
偏り	79
カテゴリー	20
カプラン・マイヤー生存曲線	170
観察研究	13
患者対照研究	12, 120
患者調査	35
間接法	179
完全性	35
基幹統計	9
期待死亡数	180
期待値	45
帰無仮説	51, 52, 53
偽陽性率	159
共分散	142
区間推定	59
グリーンウッドの公式	171
クロス表	29
経時測定データ	200

ケース・コントロール研究	120
検出力	128
交互作用項	200
交互作用変数	200
交絡因子	183
国勢調査	35
5数要約	27
コックス回帰	175
コックスの比例ハザード回帰	175
誤判別率	158
コホート調査	12

さ

最頻値	24
散布図	31
閾値	152
シグモイド曲線	152
試行	39
事象	39
悉皆調査	10
実験研究	13
実現値	40
質的変数	20, 28
四分位数	26
四分位範囲	26
瞬時死亡率	175
人口動態調査	35
真陽性率	159
信頼区間	59
信頼度	60
推定	57
スチューデントのt分布	85
正規分布	47, 67
生存曲線	170
生存時間解析	167
正判別率	158
政府統計	9
節点	191
全数調査	10, 35
層化	182
相関係数	142
層別化	182
粗死亡率	179

た

タイ	111
第1四分位数	26
第3四分位数	26
第2四分位数	26
対立仮説	51, 52
多項式曲線	191
中央値	24
直接法	179
直線回帰	146
低出生体重児	181
点推定	58
統計調査	9
統計量	41
同順位	111
度数	23
度数分布表	23
ドットプロット	22

な

二項分布	41
2値データ	36
2値母集団	36

は

箱ひげ図	27
ハザード	175
外れ値	28
パラメータ	41
範囲	26
半数致死用量	154
半数有効用量	154
判別率	158
ピアソンのカイ二乗検定	117
ヒストグラム	23
左片側検定	53
標準化	68, 145
標準化死亡比	180
標準誤差	58
標準正規分布	67
標準正規分布表	68
標準偏差	25
標本	35, 79
標本誤差	35, 37, 57
標本サイズ	79
標本調査	10, 35
標本の大きさ	35
標本比率	36
標本分布	41
標本平均	79
フィッシャーの直接確率法	120
フォローアップタイム	168
不偏分散	84
分割表	29
分散	25
平均値	23
ベースラインハザード	175
ベルヌーイ試行	39
ベルヌーイ分布	40
変化係数	200
偏差	25
変数	20
変数減少法	193
変数名	20
偏相関係数	185
棒グラフ	20
母集団	35, 79
母集団分布	40
母数	36, 41
母比率	36

ま

右片側検定	53
右側打ち切り	167
無作為	35
無作為抽出	80
名義変数	21

や

有意水準	52
用量反応関係	151
用量反応曲線	151
予測値	146

ら

ライトセンサリング	167
離散型確率変数	64
離散変数	20
リスク集合	169

両側1％点	74
両側検定	53
両側5％点	74
両側パーセント点	74
量的変数	20, 29
理論値	146
例数の設計	128
連続型確率変数	64
連続変数	20
ログランク検定統計量	173
ロジスティック回帰	153
ロジスティック曲線	153
ロジスティック判別	158

英字

AIC	192
BMI	32
follow-up time	168
Greenwood	171
LBWI	181
logit	153
*p*値	52
Right Censoring	167
ROC曲線	159
S.E.	58
SMR	180
S字曲線	152
*t*検定	96
*t*分布	85

● 本書の関連データが web サイトからダウンロードできます。

https://www.jikkyo.co.jp/download/ で
「事例でわかる統計シリーズ　医療系のための統計入門」を検索してください。

提供データ：「小学校・中学校・高等学校における統計教育の内容(教師用・読者用)」「問題の詳解」

■監修

景山三平（かげやまさんぺい）　広島大学名誉教授
　　　　　　　　　　　　　　東京理科大学客員教授

■編修

藤井良宜（ふじいよしのり）　宮崎大学教授　（6〜10章）

佐藤健一（さとうけんいち）　滋賀大学教授　（11〜15章）

冨田哲治（とんだてつじ）　県立広島大学教授　（3〜5章）

和泉志津恵（いずみしずえ）　滋賀大学教授　（1・2章）

● 表紙・本文基本デザイン――難波邦夫
● データ作成――（株）四国写研

事例でわかる統計シリーズ

医療系のための統計入門

2015年11月10日　初版第1刷発行
2021年7月10日　　　第3刷発行

● 執筆者　藤井良宜（他3名別記）
● 発行者　小田良次
● 印刷所　大日本法令印刷株式会社

● 発行所　実教出版株式会社

〒102-8377
東京都千代田区五番町5番地
電話［営　　業］(03)3238-7765
　　［企画開発］(03)3238-7751
　　［総　　務］(03)3238-7700
https://www.jikkyo.co.jp/

無断複写・転載を禁ず

©S. Kageyama, Y. Fujii, K. Satou, T. Tonda, S. Izumi

ISBN 978-4-407-33713-6　C3041　　　　　　　　　Printed in Japan